ゼロから始める
パーキンソン病診療

[著]
川上忠孝
新小山市民病院　神経内科部長・副院長

文光堂

序　文

　皆さんは『神経内科』と聞いて，どんなイメージを思い浮かべるでしょうか？『覚えることが一杯ありすぎる，難しい』などと敬遠されることがとかく多いような感じも受けますが，果たしてそうでしょうか？　神経解剖では確かにややこしい名称・難しい漢字が並んでいるのですが，それらの繋がりをきちんと把握できれば，機能面も理解できるようになり，それが神経症候学や病態生理学などの理解にも直結することでしょう．基本的なことは他の診療科についても全く同様のことが言えるのです．

　以前，大学の同窓会があったとき，こんなことがありました．同級生の1人から，『神経内科やってるんだって？　パーキンソン病なんて面倒くさいだけじゃないか』というような言葉を投げかけられたのです．非専門医からみたパーキンソン病というのはこのような認識なのだろうなあと思ってしまいましたが，実は神経内科のなかでも同じような問題はあるのです．パーキンソン病の特徴としての患者性格の傾向もあり，パーキンソン病の診察にはかなり時間がかかることも多く，神経内科のなかでもパーキンソン病を専門としていない医師からは正直なところ敬遠されがちな面も少なからずあるのが実情でしょう．

　そのような方にはもちろん，医学生の皆さんや，これから専門領域を決めようかと正に悩んでいる最中の方にも，パーキンソン病という疾患が0（ゼロ）からわかる本を作ろうと思い書き出してみたのがこの本です．特に来年（2017年）は，James Parkinson が『An Essay on the Shaking Palsy』を出版して満200年という anniversary year であります．パーキンソン病を専門とする者にとっては正に記念すべき年を迎えることになるのですが，このような時期にパーキンソン病の入門書としての書籍を，一介の神経内科医が幸運にも出版することができ，このうえない喜びを感じている次第です．

　100％の医学書として書いてしまうと読む人にも飽きられてしまうかと，雑談的な読み物もいくつか散りばめてみました．内容によってはやや脱線しかけているところもありますが，そこはご容赦いただいて気軽に読み進めていただき，パーキンソン病に対する興味・理解を少しでも深めていただくことができれば，筆者としても光栄に存じます．

2016年10月

川上　忠孝

目　次

1章　パーキンソン病とは　　1
1. はじめに：パーキンソン病の疫学など ………………………… 2
2. パーキンソン病の4大徴候 ……………………………………… 3
   1. 安静時振戦 ………………………………………………… 3
   2. 筋固縮 ……………………………………………………… 5
   3. 無動・寡動 ………………………………………………… 7
   4. 姿勢反射障害 ……………………………………………… 8
3. Hoehn-Yahr 重症度，PD 患者への説明など ………………… 9
4. パーキンソン病の原因 ………………………………………… 11
5. Braak 仮説について …………………………………………… 14

2章　パーキンソン病の歴史　　17
1. James Parkinson の著書『An Essay on the Shaking Palsy』… 18
   1. James Parkinson（1755-1824）………………………… 18
2. Charcot による再評価と Gowers の review …………………… 20
   1. Jean Martin Charcot（1825-1893）……………………… 20
   2. William Gowers（1845-1915）…………………………… 21
3. 病理学的裏付け ………………………………………………… 22
   1. Friedrich Heinrich Lewy（1885-1950）………………… 22
   2. その後の研究 ……………………………………………… 23
4. この30年間でのパラダイムシフト …………………………… 24
   1. 『診断できるが治療法がない』時代 …………………… 24
   2. 疾患概念の変化 …………………………………………… 25
   3. PD 治療薬の歴史 ………………………………………… 26

3章　発症前から早期にかけてのパーキンソン病　31

1. PDは慢性に経過する疾患である ……………………………… 32
2. 病前性格 ……………………………………………………………… 32
3. 発症前に認められる症候 ………………………………………… 34
   1. レム睡眠期行動異常（RBD）……………………………… 35
   2. 便秘 ……………………………………………………………… 38
4. 初発症状と4大徴候 ………………………………………………… 39
5. 4大徴候以外のPDの徴候 ………………………………………… 41
   1. 仮面様顔貌，脂漏性顔貌 …………………………………… 41
   2. 歩行障害 ……………………………………………………… 41
   3. 小字症 ………………………………………………………… 45
   4. Myerson徴候，Westphal徴候 ……………………………… 46
   5. その他の徴候（構音障害，協調運動障害など）………… 47

4章　初期〜中期にかけてのパーキンソン病　53

1. 典型的経過 …………………………………………………………… 54
   1. 患者の受診理由 ……………………………………………… 54
   2. パーキンソニズムの定義とPDの診断基準 ……………… 56
   3. 診断を補完するための画像検査（核医学検査）………… 57
   4. 発症初期〜中期の症状 ……………………………………… 59
2. PDのhoneymoon period（蜜月期）…………………………… 62
3. かかりつけ医で診るか，専門医が診るか？
   〜かかりつけ医と専門医の連携 ………………………………… 65
   1. 病診連携のあり方 …………………………………………… 65
   2. PDにおける病診連携 ………………………………………… 67

5章　パーキンソン病治療のポイント　71

1. 薬物治療 ……………………………………………………………… 72
   1. 古典的薬剤 …………………………………………………… 72

②ドパミン系薬剤 ………………………………………………… 75
　　③非ドパミン系薬剤 ……………………………………………… 88
② 忘れてはいけない合併症：悪性症候群 ………………………… 89
③ 専門医の処方の組み方 …………………………………………… 91
　《症例1》発症時から治療を継続している症例 ………………… 91
　《症例2》発症後20年経過し，wearing-off・on-offや
　　　　　ジスキネジアが目立つ症例 ……………………………… 94
　《症例3》当初から抑うつ・不安症状が強く，病的賭博を呈
　　　　　した症例 ………………………………………………… 96
④ PDに対する外科療法：特に脳深部刺激療法（DBS）の
　適応について ……………………………………………………… 99
　　①DBSの概要 …………………………………………………… 99
　　②外科療法の適応/非適応 ……………………………………… 99
　　③DBSによる症状の変化 ……………………………………… 102
⑤ PDに対するリハビリの適応や方法など ……………………… 103
　　①病初期からのリハビリと動機づけ ………………………… 103
　　②中期以降のPDに対するリハビリの意義 ………………… 104
　　③運動療法の実際 ……………………………………………… 105
　　④姿勢異常に対する傍脊柱筋トレーニングの実際 ………… 106
⑥ 今後の治療薬の見通し：disease-modifying therapyなど ……… 107

6章　精神症状と非運動症状　　113

① 認知症を認めるとき，どう考えるか …………………………… 114
② 認知症を伴うパーキンソン病（PDD）と
　Lewy小体型認知症（DLB） …………………………………… 115
　　①PDD，DLBの概念 ………………………………………… 115
　　②DLBの臨床的特徴 ………………………………………… 117
　　③PDDでの精神症状 ………………………………………… 121
　　④DLBの「薬剤に対する過敏性（効きすぎ）」 …………… 123
③ 抗パ剤の副作用による非運動症状 ……………………………… 125
　　①ドパミンアゴニストの副作用による衝動制御障害（ICD） ……… 126

②ドパミンアゴニストの副作用による反復常同行動 punding ……… 128
　　③ドパミンアゴニストの副作用による
　　　　ドパミン調節異常症候群（DDS） ……………………………… 128
4　パーキンソン病の手術療法と認知症 ………………………………… 129
　　①視床腹中間核（Vim）破壊術 …………………………………… 129
　　②脳深部刺激療法（DBS） ………………………………………… 130
　《症例1》術前の精神症状に気付かず STN-DBS を施行した女性例 … 131
　《症例2》術前に軽度脳萎縮を呈しており，術後に認知症・脳萎縮が
　　　　　 進行した女性例 ……………………………………………… 132

7章　パーキンソン病の鑑別診断　　137

1　非変性疾患によるパーキンソニズム ………………………………… 138
　　①血管性パーキンソニズム（VaP） ……………………………… 138
　　②薬剤性パーキンソニズム（DIP） ……………………………… 139
　　③中毒性パーキンソニズム ………………………………………… 144
　　④脳炎後パーキンソニズム ………………………………………… 145
　　⑤脳外科的疾患などによるパーキンソニズム …………………… 146
2　神経変性疾患によるパーキンソニズム ……………………………… 149
　　①多系統萎縮症（MSA） …………………………………………… 149
　　②大脳皮質基底核変性症（CBD） ………………………………… 153
　　③進行性核上性麻痺（PSP） ……………………………………… 155

8章　中期〜後期以降のパーキンソン病　　161

1　どのような合併症が出現してくるのか？ …………………………… 162
　　①感覚障害/疼痛・しびれ感 ……………………………………… 162
　　②睡眠障害 …………………………………………………………… 163
　　③疲　労 ……………………………………………………………… 168
2　運動系合併症 …………………………………………………………… 169
　　①症状の日内変動 …………………………………………………… 170
　　②不随意運動 ………………………………………………………… 173

③ジストニア ……………………………………………… 174
　　④歩行障害 ………………………………………………… 175
　　⑤姿勢異常 ………………………………………………… 177
　　⑥嚥下障害・流涎など …………………………………… 178
　3　進行期症状 …………………………………………………… 179
　　①排尿障害 ………………………………………………… 179
　　②便秘・消化管機能異常 ………………………………… 180
　　③発汗異常 ………………………………………………… 181
　　④起立性低血圧 …………………………………………… 181

9章　パーキンソン病に併発しうる疾患・終末像　185

1　PDに併発しうる疾患：生活習慣病の視点から ……………… 186
　　①PDと糖尿病 ……………………………………………… 186
　　②PDと体重変化（特に減少） …………………………… 188
　　③PDと高血圧 ……………………………………………… 189
2　PDの終末像は？ ……………………………………………… 190
　　①PD終末像までの自然経過 ……………………………… 190
　　②PD終末像の精神症状 …………………………………… 191
3　どこまで治療を行うべきか？
　　　～治療の中止・治療内容の変更～ ……………………… 192
　　①認知症（PDD）の悪化のため，内服アドヒアランスが
　　　低下してきた …………………………………………… 192
　　②嚥下障害のため，内服が困難になってきた ………… 193
　　③運動症状が進行し，内服治療などにもかかわらず
　　　寝たきり（H-Y 5度）になった ………………………… 193
　　④金銭的問題で，高価な薬剤の投与を続けられなくなった ……… 193
　　⑤自宅での介護力の低下により，
　　　施設入所せざるをえなくなった ……………………… 194
4　パーキンソン病の死因 ……………………………………… 194
　　《症例》体重減少が膵癌発見のきっかけとなったPD症例 ……… 195

附録　パーキンソン病と公的扶助　199

1　公的支援としての難病医療費助成制度 …………………… 200
　① 難病医療費助成制度とは？ …………………………… 200
　② 支給認定の申請のしかた ……………………………… 200
　③ 臨床調査個人票の記載のしかた ……………………… 202
2　介護保険制度 ……………………………………………… 203
3　身体障害者福祉法 ………………………………………… 204
4　書類作成の事務的な事項について ……………………… 206
附録資料① 「臨床調査個人票（新規）」の記載のしかた ……… 207
附録資料② 「臨床調査個人票（更新）」の記載のしかた ……… 210

索　引 …………………………………………………………… 213

COLUMN

- "lead" と Led Zeppelin ————————————————— 16
- PD 患者はノックしてから入室する？ ————————— 50
- 貧乏ゆすりについて ———————————————————— 51
- 『レナードの朝』にまつわる話 …… ————————————— 52
- 初期のパーキンソン病を疑うときとは？ ————————— 70
- パーキンソン病とプラセボ効果 ————————————— 110
- パーキンソン病の予防につながる？ ——————————— 111
- 狐に化かされた……？ ——————————————————— 135
- PD と類縁疾患の鑑別のポイント　160

● 主な略語 ●

略語	フルスペル	日本語
AAA	Apathy, Anxiety, Anhedonia	トリプルエー
AADC	aromatic L-amino acid decarboxylase	ドパ脱炭酸酵素(芳香族アミノ酸脱炭酸酵素)
ALS	amyotrophic lateral sclerosis	筋萎縮性側索硬化症
BBB	blood-brain barrier	血液脳関門
CBD	corticobasal degeneration	大脳皮質基底核変性症
CDS	continuous dopaminergic stimulation	持続性ドパミン刺激
CFS	chronic fatigue syndrome	慢性疲労症候群
COMT	catechol-o-methyltransferase	カテコール-o-メチルトランスフェラーゼ
DAT	dopamine transporter	ドパミントランスポーター
DBS	deep brain stimulation	脳深部刺激療法
DCI	dopa decarboxylase inhibitor	ドパ脱炭酸酵素阻害剤
DDS	dopamine dysregulation syndrome	ドパミン調節異常症候群
DIP	drug-induced parkinsonism	薬剤性パーキンソニズム
DLB	dementia with Lewy body	Lewy 小体型認知症
EDS	excessive daytime sleepiness	日中の過度の眠気
FAB	Frontal Assessment Battery	(前頭葉機能の検査法)
GCI	glial cytoplasmic inclusion	グリア細胞質封入体
GPi	internal segment of globus pallidus	淡蒼球内節
HDS-R	Hasegawa Dementia Scale-Revised	改訂長谷川式簡易知能検査
H-Y	Hoehn-Yahr stage	Hoehn-Yahr 重症度
ICD	impulse control disorder	衝動制御障害
iNPH	idiopathic normal pressure hydrocephalus	特発性正常圧水頭症
IPG	implantable pulse generator	埋め込み式電気刺激装置
LED	levodopa equivalent dose	レボドパ換算用量
MAO	monoamine oxidase	モノアミン酸化酵素
MCI	mild cognitive impairment	軽度認知機能障害
MMSE	Mini-Mental Scale Examination	ミニメンタルスケール検査
MS	multiple sclerosis	多発性硬化症
MSA	multiple system atrophy	多系統萎縮症
NMO	neuromyelitis optica	視神経脊髄炎
NMS	neuroleptic malignant syndrome	神経遮断薬悪性症候群
OPCA [MSA-C]	olibopontocerebellar atrophy	オリーブ橋小脳萎縮症
PD	Parkinson's disease	パーキンソン病
PDD	Parkinson's disease with dementia	認知症を伴うパーキンソン病
PSP	progressive supranuclear palsy	進行性核上性麻痺
RBD	REM sleep behavioral disorder	レム睡眠期行動異常
RLS	restless legs syndrome	むずむず脚症候群(下肢静止不能症候群)
SDS	Shy-Drager syndrome	Shy-Drager 症候群
SND [MSA-P]	striatonigral degeneration	線条体黒質変性症
STN	subthalamic nucleus	視床下核
UPDRS	Unified Parkinson's Disease Rating Scale	パーキンソン病統一スケール
VaP	vascular parkinsonism	血管性パーキンソニズム
Vim	nucleus ventralis intermedius	視床中間腹側核
WCST	Wisconsin Card Sorting Test	(前頭葉機能の検査法)

1章
パーキンソン病とは

イントロダクション

　医師であれば，一度は必ずパーキンソン病の4大徴候などについて学ばれていると思いますが，改めてパーキンソン病を理解していただくために，まずこの章ではパーキンソン病の疫学・症状・病因などについての解説をしたいと思います．

　パーキンソン病の中核症状や，臨床病期分類である Hoehn-Yahr 重症度の詳細，パーキンソン病の病態生理や進行の仕方，Braak 仮説などについて解説を加えていきます．

　医学論文ではありませんので，なるべく気楽に読んでいただけるような内容にしていこうと思います．

1 はじめに：パーキンソン病の疫学など

□読者の皆さんの外来には，どれくらいのパーキンソン病 Parkinson's disease（PD）の患者が通院しているのでしょうか？『そんな患者は通っていない・診たことがない』と言う方も少なからずいらっしゃると思いますが，ここではまず，PD の疫学について復習しておきましょう．

□『難病情報センターホームページ（http://www.nanbyou.or.jp/entry/314）』によれば，**国内での有病率は人口 10 万対 100～150** といわれ，欧米はもう少し多いとされています．ざっと言えば，**わが国では 10 万～15 万人程度の PD 患者がいる計算になります**．若年性 PD などを除くと，PD の頻度は年齢とともに増加していき，特に最近の日本のように超高齢社会に移行してくると，患者数は増加の一途を辿ります．

□上述の PD の有病率は全年齢構成を対照とした場合であり，**70 歳以上の高齢者に限れば 10 万人あたり 1,000 人（100 人に 1 人＝1％）**という意見もあります．少し古い統計ですが，平成 16 年度の臨床調査個人票からの分析[1]では男女比は男：女 =1：1.47 で，男性よりも女性にやや多いとされています．

□一方，**若年性 PD とは 40 歳以下での発症例と定義され，全体の 2.7％** といわれています．40 歳以降の『通常の』PD（特発性 PD）では遺伝性のものは非常に少ないのですが，若年性 PD に関しては遺伝性もかなり多く，先ほどの谷口らの報告[1]では PD 全体に占める家族内発症の割合を 3.7％ と報告しており，若年性 PD に限ると家族内発症は 20.0％，5 人に 1 人とかなり多くなります．詳細は省略しますが，若年性 PD の原因遺伝子は非常に多岐にわたっております．

□このように，高齢者の集団では，PD は決してまれな疾患ではなく，むしろ**想像しているよりずっと多い疾患**であると言っても過言ではないでしょう．最近では，『しばらく前から手が震えます．パーキンソン病ではないでしょうか？』と医療機関を受診する人も多くみられるようになっており，一般の方々においても PD の認知度は相当高くなっていると感じます．高

齢者に多い疾患であり，かつ今後の日本は未曾有の超高齢化社会に突入していくわけですから，PD患者は現在よりもさらに増加すると考えられます．老年内科・一般内科やかかりつけ医の先生方に，本書を通じてPDについて今以上に興味を持って接していただければ幸いです．

2 パーキンソン病の4大徴候

□それでは，PDとは一体どんな病気でしょうか？
□一言で言うと『錐体外路系疾患』の代表的存在であり，神経変性疾患の一つとしてはアルツハイマー病に次いで患者数が多い疾患でもあります．その名前は医療関係者ならば聞いたことがない人はまずいないと思いますが，その詳細については意外と知られていないことも多いのではないでしょうか？
□PDの主症状である4大徴候や，診断・治療に関する事項は医師国家試験でも必須であり，知名度は十分高いと思いますが，まずここで知識の整理を行っておきましょう．
□まず初めに，PDの4大徴候とは，

①安静時振戦
②筋固縮
③無動・寡動
④姿勢反射障害

の4つから成ります．ここでそれぞれについて少し解説してみます．

1 安静時振戦 resting tremor（図1）

□初発症状の60～70%は安静時振戦であるともいわれており，PDの症状は？と言えば『震え』を挙げる人が圧倒的で，**PDと言えば振戦**，と言っても過言ではありません．
□振戦とは不随意運動の一種ですが，これは拮抗筋の相反性収縮による規則的な動きであり，筋電図で記録をすると，関節を動かす伸筋と屈筋が交互

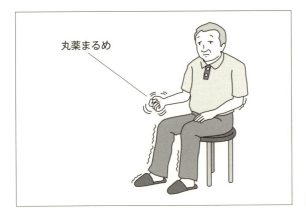

図1　安静時振戦

に発火する状態がみられます.
☐ PDの振戦は4～6Hzくらいのリズムで，典型的には『丸薬まるめ』と表現されるような指の動きを示します．振戦は指のみに認められるのではなく，体中の関節で認められ，例えば顎の関節がリズミカルに震えることもあります．また，関節ではなく，舌にも振戦様の動きを認めることもありますし，発声が振戦様に震えることもしばしば認められます．PDの振戦は安静時に認めるのが基本ですが，姿勢時にはいったん消失し，その後再度出現（re-emergent tremor）するのも特徴の一つです．
☐ PDの振戦と混同しやすいものに**本態性振戦 essential tremor**（高齢者にみられる場合，**老人性振戦 senile tremor** ともしばしば呼称）があります．本態性振戦では安静時よりも姿勢時/動作時に振戦を認めるのが特徴ですが，この疾患にはPDを合併することもありますので注意が必要です．
☐ 患者に『アルキメデスの螺旋』（図2）を描いてもらうと，本態性振戦では一定の角度内での基線の揺れが目立ちます．その他，家族性負荷（父母や祖父母に同様の振戦がある）を認めることや，アルコールを飲むと振戦が軽減するのも本態性振戦の特徴です．『老人性』とはいうものの，20～30歳台頃から認めているという人もいます．
☐ **甲状腺機能亢進症のときにも安静時振戦を認めることがあります**が，このときは細かなかなり早い震えとして認識されるため，PDの振戦とは見た

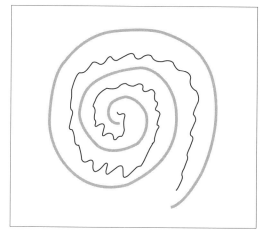

図2 アルキメデスの螺旋
本態性振戦の患者にグレーの螺旋の間に線を描き込んでもらったもの．本態性（老人性）振戦では，特定の角度で震えが強くなる部分がある．

目もかなり異なることがあります．機能亢進による症状がマスクされていなければ，一般には体の動きや精神活動もやや hyper 気味になっていることも多いので，PD の振戦との鑑別は比較的簡単かと思われます．

> **▶MEMO　ミオクローヌス**
> 手や足がピクンと瞬間的に動くのはミオクローヌスといい，振戦とは明らかに異なります．ミオクローヌスでは拮抗筋が同時に収縮するのですが，例えば肝性脳症でみられる『羽ばたき振戦 flapping tremor (=asterixis)』は，拮抗筋が同時に短時間弛緩することで出現します．『羽ばたき振戦』は実は『振戦』ではなく，分類上は陰性ミオクローヌスということになります．

2 筋固縮 muscle rigidity（図3）

☐ 筋固縮とは関節を他動的に動かすときに感じる抵抗で，錐体外路系疾患の特徴でもありますが，PD では**鉛管様固縮 lead pipe rigidity** と**歯車様固縮 cogwheel rigidity** の2種類がみられます．

☐ 一見固縮がないように見える場合も，**反対側の手でグーパーを繰り返すなどすると，筋固縮が誘発（provocation）**されることがあるため，診察には少しコツがいるところです．振戦が見られる方の腕や足で誘発をしてみ

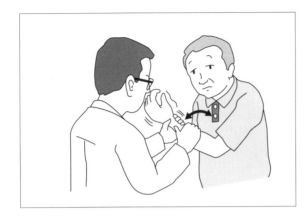

図3　筋固縮

ると，固縮の存在に気がつくことも多いでしょう．
- ただ，下肢の場合には，被験者が緊張して力を抜きにくくなり，固縮の診断が難しいときもありますので，被験者がリラックスできるような注意が必要です．頸部でも固縮を認めることがありますので，他動的に頭部の前後屈を行ったり，左右に回旋してみるなどしてチェックする必要があります．

> ⚠️ **注意**　**鉛管様固縮と歯車様固縮**
>
> 鉛管様固縮とは，関節を他動的に屈曲・伸展するときに一様（ここがポイント！）な抵抗を感じるものです．一方，歯車様固縮とは，関節の他動的屈曲・伸展時にガクガクとする間欠的な抵抗を感じるもので，鉛管様固縮と同様，錐体外路症状の一つです．鉛管様固縮は患者が緊張している力が抜けてないだけなのか，それとも実際に固縮を見ているのかわかりにくいかもしれませんが，歯車様固縮はむしろ精神的緊張で誘発され，発見しやすくなるのではないかと考えます．

- 固縮と間違えやすいものには，上位運動ニューロン障害で認められる痙縮が挙げられるでしょう．
- 痙縮には関節を**曲げる速度に比例して抵抗が大きくなるもの**と，ある一定の角度以上曲げると急に抵抗が小さくなる**折りたたみナイフ現象 clasp knife phenomenon** を認めるものとがあります．長期に痙縮が存在すると

1章　パーキンソン病とは

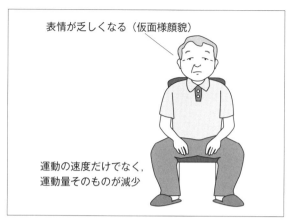

図4　無動・寡動

関節は可動域制限のため器質的に硬化してしまい，拘縮をきたしてしまうこともあります．

💡コツ　固縮と拘縮・痙縮の鑑別

固縮と拘縮・痙縮を鑑別するには，原因疾患・関節の様子・他動的に動かしたときの抵抗などを十分に確認する必要がありますし，他動的に動かすことで痛みを加えるようなことがないよう，力の入れ加減にも気をつける必要があります．

3 無動 akinesia・寡動 bradykinesia（hypokinesia）（図4）

- □ PD の人は素早く動くことができません．体動が少なくなり体がゆっくりとしか動かせないのが**寡動**で，寡動が悪化して全く動けなくなったのが**無動**です．
- □ PD での体の動きの悪さが意味するところは，『**運動の開始**』にも，『**運動の遂行**』にも，**どちらにも時間がかかるようになる**ということです．
- □ また PD の特徴として，あまり動こうとしなくなってくるため，運動の速度だけでなく運動量そのものも減少してしまいます．無動・寡動を呈するときは，筋固縮が増強していることもありますが，筋固縮が著明でないの

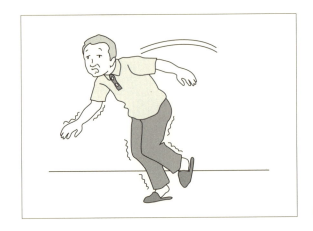

図5　姿勢反射障害

にもかかわらず動けなくなってしまうこともしばしばあります．
- PDの人は動き出すのに時間がかかり，最大筋力を出すのにも時間がかかるので，**せっかちな医師だと無動・寡動を筋力低下や麻痺と見誤ってしまうこともあるかもしれません**ので，十分に気をつけましょう．
- その他，**表情が乏しくなる**ことや，**小声でボソボソした話し方**になるのも無動・寡動によるものです．その他の随伴症状については，3章で解説したいと思います．

4 姿勢反射障害 postural instability（図5）

- 上述の振戦・無動・固縮の3徴が病初期から出現しうるのに対して，**姿勢反射障害は中期以降に出現する症状**です．以前は姿勢反射障害を除いたものを『3大徴候』と呼称していましたが，現在は姿勢反射障害を加えて『4大徴候』といいます．
- 特発性PDの場合，姿勢反射障害の存在は『初期PDではない』証拠になり，**特定疾患申請時にも要件の一つとして入っているので，忘れてはならない徴候です．
- 姿勢反射障害は**立ち直り反射障害**ともいわれ，体が不意に傾いたときなど，**反射的に素早く姿勢を立て直すことができなくなる現象で，転倒のリスクに直結**しています．体を押したり引いたりしてみる（pulsion test）と，

表1 Hoehn-Yahr 重症度

H-Y 1 度	右半身または左半身のみの障害，姿勢反射障害（−）（H-Y 1.5 度：片側の障害＋体幹障害）
H-Y 2 度	両側性障害（四肢）となるが，姿勢反射障害（−）（H-Y 2.5 度：姿勢反射障害はあるが自分で立ち直れる）
H-Y 3 度	両側性障害＋姿勢反射障害（支えないと倒れる）が出現，介助はまだ不要
H-Y 4 度	日常生活に介助が必要となるが，歩行は何とか独力で可能
H-Y 5 度	介助なしには車椅子やベッド上の生活となる

踏ん張れずに倒れかかってしまうことを**突進現象**といいますが，これは前後方向・左右方向などいずれの方向にも認めうるものです．発症早期から姿勢反射障害を明らかに認めるときは，PD 以外の疾患，例えば進行性核上性麻痺 progressive supranuclear palsy（PSP）など，他の原因によるパーキンソニズムなどを考慮する必要があります．

❸ Hoehn-Yahr 重症度，PD 患者への説明など

☐ 発症後，早期から中期にかけての進行は緩徐で，発症後数年で寝たきり状態になることは通常まずありません．
☐ PD の臨床病期分類として繁用されるのが **Hoehn-Yahr 重症度（H-Y）**ですが，PD が進行するとともに H-Y は 1→2→3→4→5 と順番に進行していきます．H-Y の要点を列挙すると**表1**のようになります．
☐ 括弧書きの 1.5 度，2.5 度を加えたものは H-Y 修正版と呼ばれ，抗パ剤の治験などでしばしば使用されます．
☐ 転倒・骨折などの不測の事態による症状の急性増悪を除いて，PD 患者の症状は必ずこの経過を辿ることになります．
☐ 症状などからほぼ確実に PD と診断できる患者を見たとき，私は次のように説明しています．

『一言で言うと，体・関節が硬くなり，震えが出て，姿勢が悪くなり歩いたりするのに支障が出てくる，慢性進行性の疾患です』

『薬を飲んで病気そのものが消えるわけではありませんが，薬を使うことで症状を軽くし，日常生活での不自由を軽減するのが目的です』

- もちろん，初期の段階では他の疾患との鑑別がまだ難しい，ということも往々にしてあります．そのようなときには，『パーキンソン病の可能性もありますが，似たような病気で異なるものもいくつかあります．必要な検査を行い，経過を見ていきましょう』と説明し，少し長い目で見ての経過観察（薬物療法を加えることも当然あります）が重要であると伝えるようにしています．

- PDであれば，進行は相当緩徐ですので，『病気とじっくりつきあっていきましょう』と説明し，『決して焦らないように』と説明するようにしています．適切な治療を行っていけば，急に症状が悪化するということは少なくとも中期程度まではほぼ起こりえないと思われますので，その間に患者とのラポールを形成していくことが肝要でしょう．

- 6章で詳述しますが，PDと認知症は切っても切れない関係があり，治療を続けるうちにかなりの率で認知症（Parkinson's disease with dementia：PDD）を発症してしまいます．PD患者への疾患や治療薬に対する情報提供は必要不可欠ですが，特に患者が高齢者の場合，『近い将来，かなりの割合で認知症になってしまいます』と伝えたら，ガックリ落ち込んでしまうかもしれません．家族や介護者などに将来の認知症の可能性について説明する必要は当然ありますが，高齢発症の場合は，いたずらに認知症の危険性を説明するのではなく，むしろ，『最近は薬の発達により，ほぼ天寿を全うできるようになってきています』などと運動症状のコントロールについて説明し，**患者に安心してもらうことが肝要**であろうと思います．

- 50～60歳台と比較的若くして発症した人は，運動症状や非運動症状の説明以外に，将来のPDDなどの可能性もある程度説明しておくのが望ましいのではないかと考えます．

> **雑談**
>
> ### 著名人とPD
>
> 　PDに罹患した著名人も沢山いますが，そのなかで特に有名なのは『Back to the Future』のマイケル・J・フォックスではないでしょうか．彼はPDの研究助成活動としての『マイケル・J・フォックス パーキンソン病リサーチ財団（The Michael J. Fox Foundation for Parkinson's Research）』を立ち上げたことでも知られています．
>
> 　その他，プロボクサーのモハメド・アリ（2016年6月3日死去）もPDといわれ，1996年のアトランタオリンピックでの震える手で聖火台に点火したことを覚えている方もいるでしょう．ただ，アリの場合は繰り返す頭部への打撃が原因ともいわれており，もしそうだとすると，PDよりはパーキンソン症候群のほうがより適切な表現なのかもしれません．

4　パーキンソン病の原因

☐ 繰り返しになりますが，PDとは，①安静時振戦，②筋固縮，③無動・寡動，④（中期以降の）姿勢反射障害の4大徴候を呈する疾患です．

☐ **PDの直接的原因は黒質緻密層に存在するドパミン神経の変性脱落**です．この黒質のドパミン細胞は軸索を線条体へ送っており，黒質緻密層で作られたドパミンが線条体で放出され，シナプス後受容体に働きかけて神経伝達物質としての働きを担うのです．ちなみに，中脳腹側被蓋野から辺縁系へ投射するドパミン神経系もあり，報酬系や快楽に関連しているとされます．

☐ PDではドパミン系以外にも，セロトニン系・ノルアドレナリン系などさまざまな神経伝達物質の関与が知られており，特に進行期となると，ドパミン神経の変性のため，レボドパによる治療効果が減弱していくのですが，それ以外にセロトニン系・ノルアドレナリン系などドパミン系以外の神経系も変性が強くなってくるため，ドパミン補充療法のみでは疾患のコントロールが困難となってくると考えられています．

> **雑談**
> ### A10神経と汎用ヒト型決戦兵器
> 　脳内のドパミン系もいくつかの系統がありますが，そのなかで黒質緻密層から線条体への投射は A9 神経と呼ばれています．これに対し，中脳腹側被蓋野から辺縁系へのドパミン投射は，A10 神経と呼ばれます．汎用ヒト型決戦兵器・エヴァンゲリオンは A10 神経をエントリープラグのインターフェイスを介して接続し，操縦者とシンクロすることで操縦していましたが，『報酬・快楽の欲求』がエヴァを操縦しているともいえるでしょう．

☐ PDの中核であるドパミン神経の変性脱落の原因は，細胞内の物質輸送に関係しているとされる α-シヌクレイン蛋白の変性が関与していると考えられており，パーキンソン病は蛋白異常症 proteinopathy の一種の α-シヌクレイノパシー α-synucleinopathy とされています．

☐ 変性したドパミン細胞には，α-シヌクレインが凝集した Lewy 小体 Lewy body という細胞内封入体が認められるようになります．この Lewy 小体が細胞障害性を示すと考えられていますが，α-シヌクレインを細胞内に閉じ込めて無毒化するとの考え方もあり[2]，PD における Lewy 小体の役割はいまだ不明の部分が多いようです．

☐ また不思議なことに，PD に対する治療として胎児脳由来の黒質細胞を移植した症例の剖検では，移植神経細胞内に Lewy 小体を認めたと報告されており，クロイツフェルト・ヤコブ病などの異常プリオンのように，感染性・伝搬性があるとの考え[3]もあります．

☐ 一部の若年性 PD などを除き，**PD の確定診断には，剖検で Lewy 小体の存在を証明することが必須**です．α-シヌクレイン蛋白変性の原因としてはいろいろな説があり，若年性 PD の一部には遺伝性（その種類も多様ですが）疾患もあります．

☐ 中年期以降発症のいわゆる特発性 PD では，環境因子など外因の関与や，ミトコンドリア機能異常などの内因性のメカニズムも取りざたされていますが，明らかな直接的原因は不明です．

□実験的パーキンソニズムでは，MPTP（1-メチル-4-フェニル-1, 2, 3, 6-テトラヒドロピリジン，1-methyl-4-phenyl-1, 2, 3, 6-tetrahydropyridine）という合成麻薬から見つかった化合物がパーキンソニズムを起こすことが知られており，動物実験でのPDモデル研究に寄与してきましたが，通常の生活でMPTPを体内に取り込むことはまず考えられません．

□後ほど解説するBraak仮説では，α-シヌクレイン凝集が初期に出現する部位として迷走神経背側核と嗅球が挙げられていますが，腸管からの原因物質（何かは不明）の流入が迷走神経背側核の病変を惹起するためと考える向きもあります．

□その他としては，Gaucher病の原因遺伝子であるグルコセレブロシダーゼ glucocerebrosidase（GBA）遺伝子の変異が特発性PDの強力なリスク遺伝子である[4]とされた点も注目すべき点といえます．

□中脳黒質にはドパミン細胞が約45万個あるといわれています[5]．このドパミン神経が正常の20〜40%に低下すると，PDを発症すると考えられています．

雑談

100歳まで生きると皆パーキンソン病？

　私の恩師（自治医大神経内科初代教授・吉田光男先生）はいつも口癖のように『人間は100歳まで生きると皆パーキンソン病になるんだよ』と言っていました．黒質ドパミン細胞は他の神経細胞と同様，加齢とともに年々減少していきます．100歳近くになると，正常の老人であってもドパミン細胞は相当数減少し，その結果PDと同様になってくる可能性があるのでしょうが，こうなると加齢現象なのか病的現象なのかもよくわからなくなってきます．残念ながら，このような超高齢者の方を診察したことはないのですが，高齢者の『体の動きの悪さ』や『腰曲がり』の一部には，PDと同じメカニズムが働いているのかもしれません．

□PD患者の初期症状というのは必ずしも典型的3徴だけではなく，『肩が凝る』『足がだるい』『腰が痛いような……』など，PDとしては非典型的

な訴えで，例えば整形外科外来を訪れる方も少なからずおられます．非運動症状である抑うつ症状や apathy が目立つ人なら，内科系ではなく精神科や心療内科を受診するかもしれません．ひどい便秘で困っていれば，まず消化器内科や一般内科を受診するかもしれません．

◻ 全身のいろいろな部位で病理変化を認めることから，病初期には非典型的症状のほうがむしろ目立つこともあると思われますので，**疑わしきはしばらく経過観察を**，ということも重要だろうと考えます．

5 Braak 仮説について

◻ PD 患者における中枢神経内での α-シヌクレインの凝集沈着の進展様式を模式化したものが，Braak 仮説と呼ばれる概念です（**図6**）．Braak によると，PD 病理には一つに末梢自律神経から始まり上行して迷走神経背側核→青斑核を含む橋被蓋→黒質障害→大脳皮質と進展するルートがあり，一方で嗅球でも非常に早期（stage 1）からの障害を認めるという，2つの経路[6,7]があると考えられています（**図6**：dual hit theory）．嗅球の障害は発症前からの嗅覚低下と関連[8]し，迷走神経背側核の障害は便秘などの自律神経症状に関連するとも考えられ，これが発症前の非運動症状（prodromal non-motor symptoms of PD）と直接関連していると考えられています．Braak 仮説は，明かな運動症状を呈する前の非運動症状から，運動症状へと進展していく PD の過程をよく説明しうるとされていますが，一方では同じ Lewy 小体病とされる Lewy 小体型認知症 dementia with Lewy body（DLB）での説明が難しい，あるいは DLB では大脳皮質から脳幹へと病理が進行する，との意見[9]などもあり，Lewy 小体病理の進展と PD，DLB などの関係については今後の検討が必要と思われます．

◻ Braak 仮説で最も注目すべきは，**黒質から病変が始まるわけではない**ということであり，これにより，**PD とは運動症状から始まるのではなく，非運動症状から始まる Lewy 小体病である**という概念も，Braak 仮説から考えると理解しやすいのではないでしょうか．

1章 パーキンソン病とは

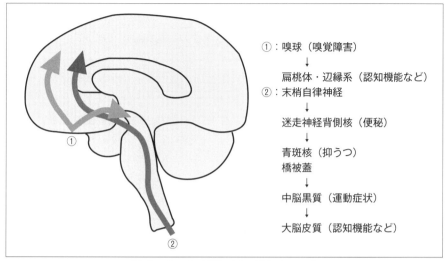

図6 Braak仮説（dual hit theory）
α-シヌクレインの凝集沈着の進行には2つの経路がある．

- 若年性PDは40歳以前での発症であり，遺伝性疾患が多く認められるが，その原因遺伝子は多岐にわたっている．40歳以降で発症したPDがいわゆる特発性PDとされる．
- PDは人口10万対100～150人程度とされ，男性よりも女性にやや多いとされている．高齢者ではその頻度は上昇し，超高齢化社会を迎える日本では，今後さらに増加することが予想される．
- 4大徴候（安静時振戦，筋固縮，無動・寡動，姿勢反射障害）のうち，安静時振戦で発症する例が最も多くなっている．姿勢反射障害だけは病初期には認められず，中期（Hoehn-Yahr 3度）以降で認められるようになる．
- 特発性PDの病理の特徴はα-シヌクレインが凝集した『Lewy小体』であり，Lewy小体型認知症（DLB）にも共通して認められる所見．Braak仮説ではLewy小体の進展様式を論じており，中脳黒質から病変が始まるのではないことに着目している．
- 特発性PDの原因はいまだ不明だが，Gaucher病の原因遺伝子である*GBA*の変異が特発性PDの大きなリスクであるとされている．

COLUMN

"lead" と Led Zeppelin

　2種類ある筋固縮のうち，他動的に力を加えたときに一様な抵抗を感じるものを鉛管様固縮といい，英語では lead pipe rigidity と表記します．ところがなぜか"リードパイプ"と読む人が意外に多いようで，特に医学生は勘違いしていることがしばしばあるようです．『鉛』の管ですから，読みとしては"レッド［led］パイプ"が正解です．

　レッド・ツェッペリン（Led Zeppelin）というロックグループがありますが，これは『鉛のツェッペリン』であり，"Lead"をリード［li:d］と読み間違えられないように，Led のスペルにしたそうです．今時は水道管にも鉛管は使わないでしょうから，鉛管様固縮というのはややイメージしにくいかもしれません．はんだ付けの『はんだ（鉛と錫の合金）』を太く束ねて曲げたら，感触は近いのではないかと想像しています．

■文　献
1) 谷口　彰，他：厚生労働省特定疾患治療研究事業臨床調査個人票の集計結果からみたパーキンソン病患者の現況．臨床神経 48：106-113, 2008
2) 若林孝一：パーキンソン病の病理：レビー小体は悪玉か善玉か？　臨床神経 48：981-983, 2008
3) 舟辺さやか，他：Parkinson 病の Braak 仮説について．神経内科 75：307-313, 2011
4) Mitsui J, et al：Mutations for Gaucher disease confer high susceptibility to Parkinson disease. Arch Neurol 66：571-576, 2009
5) Lang AE, et al：Parkinson's disease. N Engl J Med 339：1044-1053, 1998
6) Braak H, et al：Staging of brain pathology related to sporadic Parkinson's disease. Neurobiol Aging 24：197-211, 2003
7) Hawkes CH, et al：A timeline for Parkinson's disease. Parkinsonism Relat Disord 16：79-84, 2010
8) 武田　篤：重度嗅覚障害はパーキンソン病認知症の前駆徴候である．臨床神経 53：91-97, 2013
9) 坪井義夫，他：Controversy：DLB は大脳に始まり病変は下降する．MDSJ Letters 5：1-3, 2012

2章
パーキンソン病の歴史

イントロダクション

　この章では，パーキンソン病の歴史について少し繙いてみることとします．まず，パーキンソン病を"shaking palsy"として最初にまとまった報告をした James Parkinson の業績について触れ，その後の Charcot や Gowers による再評価などを経て，現在に至った過程を簡単に紹介します．さらに，"Lewy小体病"という概念へと変化してきた歴史的流れについても触れてみたいと思います．

1 James Parkinson の著書『An Essay on the Shaking Palsy』

☐ このようなパーキンソン病（PD）はいつ頃から世の中に知られるようになってきたのでしょうか？ 神経変性の原因がMPTP（13頁参照）のような外因性のものでなければ，おそらく太古の昔より同様の疾患はあったものと想像されますが，この疾患を論文として最初に報告したのが，1817年の James Parkinson（London）による『An Essay on the Shaking Palsy』です．この論文はあまりにも有名なので皆さんも一度は耳にしたことがあると思いますが，ここで少し繙いてみることにします．

1 James Parkinson（1755-1824）

☐ James Parkinson は1755年4月11日，London に生まれ，1824年12月21日に North Yorkshire で stroke のため69歳で亡くなっています．職業は『surgeon, apothecary, geologist, palaeontologist, and political activist（外科医，薬剤師，地質学者，古生物学者，政治活動家）』[1]とされています．

☐ James Parkinson 自身は『振戦麻痺』（shaking palsy=paralysis agitans）という表現を用いており，『Parkinson's disease』とは記載していません．この論文の冒頭に "Involuntary tremulous motion, with lessened muscular power" との記載があることから，無動・寡動のため最大筋力を出すのに時間がかかることを筋力低下と見なしたのではないかと想像されます．実際，初発症状は "a slight sense of weakness, with a proneness to trembling in some particular part" と表現していることから，James Parkinson は振戦や体の傾きとともに初期から軽度の筋力低下ありと考えていたようです．

☐ この論文中に記載された症例では，現在の PD 患者の印象とやや異なるように感じる部分もあります．

☐ 例えば，症状が進行してくると（歩くのではなく走るようになる，とある

ことから，加速度歩行がよほどひどくなった状態でしょうか）振戦のために睡眠が障害されるとの記載がありますが，日常診療で『震えて夜も全く眠れません』と受診する人には出会ったことがありません．一般的には就寝中のPDでは振戦は消失するとされています．未治療の進行期PDにおいては振戦が就寝中でも出現するのかもしれませんが，現在ではそこまで進行する前に治療介入が始まっているため，そのような状況に出会うことがないのでしょうか？あるいは，James Parkinsonに『震えて夜も眠れない』と訴えた患者は，restless legs症候群の合併を見ていた，という可能性もあるのかもしれません．

☐ **もう一つの特徴は，この論文には固縮の記載がないことです**．振戦や姿勢異常，歩行障害は詳しく記載されていますが，固縮の記載がないという事実は，知る人ぞ知る神経内科の『あるあるネタ』でもあります．James Parkinsonは6症例を紹介していますが，少なくとも2例目，3例目，5例目は町でたまたま見かけた症例のようであり，すべての患者を自分の手で診察したのではなさそうです．『視診』が中心であれば，固縮については評価できなくても当然かもしれません．

☐ 疾患の終末像は，"constant sleepiness, with slight delirium"との記載があることから，精神症状（せん妄）は終末期になる頃出現すると考えていたようですが，"slight"とあるように重篤なものとは見なしていなかったようです．"constant sleepiness"も，無動・寡動のため『あたかも眠っている』ようにしか見えなかったのかもしれません．

☐ James Parkinsonが出会った症例の中には，今で言えばLewy小体型認知症（DLB）に相当する疾患もきっといたのだろうと想像しますが，一般的には精神症状・認知症状が強くパーキンソン症状が軽いDLBを精神疾患と見なし，PDとは異なる疾患と考えていた可能性もあるのではないでしょうか．当然，現在のようにレボドパ（levodopa）やアゴニストなどの治療薬はありませんので，薬剤に起因する精神症状などはまず起こりえないだろうと想像するところです．治療介入のほぼない時代の報告は，現在の日本ではまず経験することのないPDのnatural courseそのもの

を見ていたともいえるでしょう．

> **雑談**
> ### 『An Essay on the Shaking Palsy』は入手可能？
>
> 　ちなみに，『An Essay on the Shaking Palsy』は復刻版として現在でも入手可能です．本書を執筆するため，最初はネットで PDF を検索したのですが，PC 上ではやはり読みづらいため書籍の形になっているものを探した結果，世界的な某大手通販サイトで復刻版を購入することができました．日本で『解体新書』が刊行されたのが 1774 年（安永 3 年）とされていますので，それからわずか 40 年後に出版されたのですが，その書籍が現在でも入手できるとはなんとも凄いことではないでしょうか．

2 Charcot による再評価と Gowers の review

1 Jean Martin Charcot（1825-1893）

☐ James Parkinson は『振戦麻痺（shaking palsy）』に自分の名を冠して発表することはしませんでしたが，**この疾患に『Parkinson's disease』と命名したのは，フランスの神経学者 Jean Martin Charcot** です．Charcot は Salpetriere 病院（現 Pitié-Salpêtrière 病院）のインターンから教授となり，火曜講義を行ったことで有名な人物です．

☐ 1872 年，Charcot は寡動（bradykinesia）を独立した中核症状として他の症状と区別し，この疾患が振戦型と固縮/無動型の 2 つのほうにわけられるとしました．Charcot は "shaking palsy" には著明な麻痺はなく，必ずしも振戦を伴うものではないことから，この疾患をパーキンソン病と呼ぶことを提唱[2]したのです．James Parkinson の原著では固縮に言及していませんでしたが，Charcot は固縮を記載しており，ここにパーキンソン病の 4 大徴候がすべて揃いました．さらに，Philadelphia College of Physicians に残る Charcot の処方箋からは，Charcot が治療薬としてベラドンナアルカロイドや麦角活性を有するライ麦からの抽出物を経験的に

用いた記載がありますが，これは現在の抗コリン剤/アゴニストを用いる治療にもつながる考え方であり，先見の明があったともいえるのかもしれません．

2 William Gowers（1845-1915）

□ その後，William Gowers は，自身の著書 "Manual of Diseases of the Nervous System (volume II)"（1886）の中で，自身が経験した 80 症例についてのまとめを報告[3]しています．Charcot が "Parkinson's disease" と呼んだことにも言及していますが，Gowers は "shaking palsy" が相応しく適切であるとしています．

雑談

PD 患者の有名な挿絵

"Manual of Diseases of the Nervous System (volume II)" の中で，PD の姿勢異常を表した有名な挿絵（図 1）が挿入されていますが，今まで私はこの挿絵が James Parkinson の著書に書かれたものだとなぜか勘違いしておりました．余談ではありますが，この Gowers の著書は 900 頁以上に及ぶ大作であり，多種多様の神経疾患についての解説が記載され，さらに神経解剖や神経組織のイラストなども多数あり，間違いなくこの当時の神経科学の集大成であったといえる書籍です．

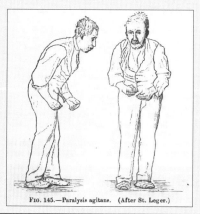

図 1　パーキンソン病姿勢の図
("Manual of Diseases of the Nervous System" William Gowers（1886）より)

表1　PDの病理像の基本的特徴

① 黒質緻密層でのメラニン含有神経細胞（＝ドパミン産生細胞）の脱落
② Lewy 小体の出現：黒質などの脳幹（PD）
　1）α-synuclein やユビキチンを含有する
　2）細胞質内の封入体として認められる
　3）HE 染色で大きな球状のエオジン好性の構造物
（ 4 ）DLB では皮質にも広く出現 ）

3 病理学的裏付け

☐ PD の病理像として現在広く知られている点は以下の**表1**にまとめました．
☐ **病理像としては細胞の脱落と残存細胞内への封入体の出現**という，比較的単純な構図ではありますが，神経系の各部位へ非常に広く分布することにより，さまざまな障害をきたすのが PD の特徴です．この疾患の基本的な病理像を最初に報告した人物について，ここで簡単に触れてみたいと思います．

1 Friedrich Heinrich Lewy（1885-1950）

☐ James Parkinson や Charcot は PD の症候学の元祖といえるでしょうが，病理学的特徴について最初に言及したのは，"**Lewy 小体**"として現在ではあまりにも有名な，Friedrich Heinrich Lewy です．

☐ Lewy の生涯はあまり知られていないようですが，Silva が総説[4]として Lewy について詳しく記しています．それによると，Lewy はドイツ生まれのユダヤ人で，1910 年に医師免許を取得した後，2 年間にわたり Alois Alzheimer（Alzheimer 病の発見者です）の研究所で働き，1912 年には細胞内封入体を発見[5]しましたが，これが後に Lewy 小体と呼ばれることになります．

☐ その 7 年後の 1919 年，ロシアの神経病理学者の Konstantin Nikolaevitch Tretiakoff（Константин Николаевич Третьяков）（1892〜1958）は自分の学位論文の中で，9 例の PD と 3 例の脳炎後パーキンソニズムを含む

54症例の病理を報告しています[6]．
- この論文の中で，PD6例および1例の非典型例で黒質の色素細胞の脱落と細胞体の膨化などの所見を認め，残存した黒質細胞内に封入体を認めています．Tretiakoffはこの封入体をLewyが1912年に報告したものと同じと考え，"corps de Lewy"（Lewy小体）として紹介しました．
- Tretiakoffはパーキンソニズムでは黒質が常に障害されているが，この変化はPDに特異的ではなく，痙性斜頸や舞踏病などの筋緊張異常を呈する疾患でも認められると考えたようです．
- Lewyはパーキンソニズムの主座を淡蒼球だと見なしており，Tretiakoffの意見には賛同しなかったとされています．Lewyは1933年にナチス-ドイツから追放され，PDに関する研究を再開することはなかったようです．
- その後1938年に，Rolf Hasslerが，パーキンソン病の変性の主座は黒質であると確認しましたが[7]，Lewy小体の意義について議論されることはその後しばらく途切れていたのでした．

2 その後の研究

- PDの生化学的特徴について簡単に述べるならば，1960年にはOleh Hornykiewiczにより，PDや脳炎後パーキンソニズムで線条体のドパミン濃度が低下していることを報告[8]しています．さらに，1967年になりGeorge Cotziasが高用量レボドパ治療を紹介[8]していますが，この時点でJames Parkinsonの報告から150年もの時間が経過しております（**表2**）．
- その後世界の研究者たちの努力によりレボドパが治療に供されるようになってくるのですが，Cotziasの報告から50年（特にこの30年間）の間に薬物治療がどれだけ進歩してきたかについては，次の項で説明したいと思います．

表2　PDに関連する年表

西暦	人物	出来事
1817年	James Parkinson	"An Essay on the Shaking Palsy" 出版
1872年	Jean Martin Charcot	振戦麻痺を『Parkinson病』と呼ぶことを提唱
1886年	William Gowers	PD 80症例を報告（Manual of Diseases of the Nervous System）
1912年	Friedrich Heinrich Lewy	細胞内封入体（後のLewy小体）を発見
1919年	Konstantin Nikolaevitch Tretiakoff	残存黒質細胞内の封入体をLewy小体として報告
1938年	Rolf Hassler	PDの変性の主座は黒質であると報告
1960年	Oleh Hornykiewicz	PDや脳炎後パーキンソニズムで線条体のドパミン濃度低下を報告
1967年	George Cotzias	高用量レボドパ治療を紹介
1990年	Oliver Sacks（原作者）	映画『レナードの朝（Awakenings）』

4 この30年間でのパラダイムシフト

1 『診断できるが治療法がない』時代

☐ 30年以上前，私の学生時代には，特に神経変性疾患に対しては『診断できるが治療法がない』と揶揄されることが他科と比べて非常に多かったように思います．しかしながら，神経変性疾患や脱髄性疾患などの神経難病はここ20〜30年の間に診断法・治療法などが大きく進化を遂げてきた分野です．

☐ 多発性硬化症 multiple sclerosis（MS）からは視神経脊髄炎 neuromyelitis optica（NMO）が治療法も異なる独立した疾患概念として認識されるようになり，筋萎縮性側索硬化症 amyotrophic lateral sclerosis（ALS）の一部症例ではFTLD/primary progressive aphasiaとの関連が取りざたされています．

☐ そのような神経変性疾患の中で，PDはこの30年あまりの間に疾患に対

する認識が大きな変化を遂げた疾患の代表であるといえるでしょう.
- 30数年前,私たちが受けた講義では,抗パーキンソン剤(抗パ剤)としては,①古典的薬剤である抗コリン剤(アーテン®:1953年販売),②アゴニストであるブロモクリプチン(パーロデル®:1979年販売),③アマンタジン(シンメトレル®:1975年販売),④レボドパ製剤(メネシット®:1980年販売)くらいしかなかったように思います.

> ▶MEMO　drug holiday
> かつて,進行期PD患者に対して,ドパミン受容体を回復する目的で『drug holiday』として,入院のうえすべての抗パ剤を休薬するという治療も行われておりましたが,薬剤中断による悪性症候群が最も危惧されるところであることから,現在ではまず施行されることがないだろうと思われます.

2 疾患概念の変化

- 私の学生時代のPDの印象はというと,『振戦・寡動・固縮』という運動症状を呈する疾患であるということで,講義でも精神症状の話はほとんど聞かなかったように記憶しています(単に忘れてしまっただけかもしれませんが……).
- しかしながら,最近では,『象を撫でる医師団の絵』[9]に表されるように,PDとは『非常に多種多様な障害が出現する症候群』であり,私たちが見ているのは,パーキンソン病複合体 Parkinson's complex という『氷山の一角』(図2)[9]を見ているのにすぎない,とも認識されるようになってきています.
- 多系統萎縮症 multiple system atrophy (MSA)との鑑別については7章で解説しますが,PDこそ,『錐体外路系』『自律神経系(便秘,低血圧,心臓交感神経系)』『嗅覚異常』,『高次脳機能系(認知症・抑うつ状態)』など,正に『多系統』が障害される疾患そのものといえるのです.
- 精神症状との関係で論じるのならば,小阪憲司がLewy小体を認める認知症例を報告[10]し,その後Lewy小体型認知症(DLB)という独立した

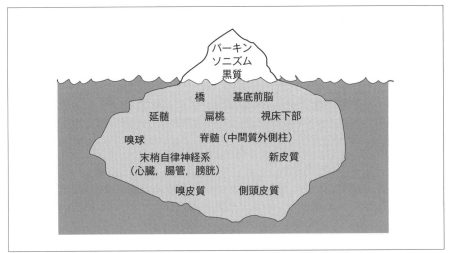

図2　パーキンソン病複合体（Parkinson's complex）

疾患として世界的に認められるようになりました．小阪によれば，PDとDLBは，その背景として『Lewy小体』という共通する病理像を有する疾患であり，病理学的側面からは『Lewy小体病』とまとめて考えるべき，としています．

☐ PDは経過とともに認知症を合併（Parkinson's disease with dementia：PDD）する率が非常に高くなりますが，臨床経過などに相違はあるものの，PDDとDLBとは深く関連しており，**後期～終末期PDの治療・ケアにおいては，運動症状のコントロールよりもむしろ精神症状や嚥下障害，誤嚥性肺炎のような感染症など，PDの4大徴候以外の症状に対する対応が強く求められるようになります．**

☐ **表3**に記載したように，現在，パーキンソン病というものは運動症状だけでなくさまざまな症状を呈する疾患であると考えられています．

3 PD治療薬の歴史

☐ PD治療薬については後ほど詳しく述べますが，薬剤の歴史として概説しておきましょう（**表4**）．

表3 現在のパーキンソン病の考え方

発症前症状	嗅覚障害,レム睡眠期行動異常(RBD),うつ状態,自律神経症状(便秘,低血圧)
運動症状	基本の4大徴候(振戦,無動,固縮,姿勢反射障害)
進行期の症状	運動系合併症(wearing-off, on-off, ジスキネジアなど)
非運動症状	衝動制御障害,反復常同行動,ドパミン調節異常症候群
認知症	PDD／DLB
病理学的裏付け	Lewy小体の存在／α-シヌクレイン蛋白異常症 α-synucleinopathy
検査所見	MIBG心筋シンチでの取り込み低下,DATSCAN®での集積低下

表4 パーキンソン病治療の歴史

1860〜	ベラドンナアルカロイド
1940年台	定位脳手術(楢林ら)
1950〜	抗コリン薬
1975年	シンメトレル®
1979年	パーロデル®(麦角系アゴニスト)
1980年	レボドパ合剤
1992年	ペルゴリド®(麦角系アゴニスト)
1996年	ドミン®(非麦角系アゴニスト)
1998年	エフピー®(MAO-B阻害薬)
1999年	カバサール®(麦角系アゴニスト)
2000年	深部脳刺激術(GPi, STN-DBS)
2004年	ビ・シフロール®(非麦角系アゴニスト)
2006年	レキップ®(非麦角系アゴニスト)
2007年	コムタン®(COMT阻害薬)
2009年	トレリーフ®(抗てんかん薬)
2011年	ミラペックス®(非麦角系アゴニスト)
2012年	アポカイン®皮下注(ドパミン系)
	レキップCR®(非麦角系アゴニスト)
2013年	ニュープロパッチ®(非麦角系アゴニスト)

(国立精神・神経センターホームページより改変)

☐ 1990年代頃からは,ブロモクリプチン以外の麦角系アゴニストとしてペルゴリド,カベルゴリン,非麦角系アゴニストとしてタリペキソールが発売,その後は非麦角系アゴニストであるプラミペキソール,ロピニロー

ル，ロチゴチンが発売されるに至りました．さらには非ドパミン系薬剤であるイストラデフィリン（A_{2A} antagonist）や抗てんかん薬のゾニサミドも PD の諸症状に対して用いられるようになっています．

☐ 2007 年には，COMT 阻害薬であるエンタカポンが発売され，レボドパ製剤の長期投与で出現してくる wearing-off に対する効果が期待されるようになりました．

☐ 一方，wearing-off での対応策として，発売以来 40 年間使用されてきたレボドパ製剤自身にも改良が加えられ，ドパミン血中濃度を一定にするための工夫として，持続性ドパミン刺激 continuous dopaminergic stimulation（CDS）という概念のもと，腸瘻から一定量を持続的に注入する（Duodopa®）治療法も開発されております．

☐ アゴニストに対しても，レボドパ製剤と同様に血中濃度を一定にするよう，最近は非麦角系アゴニストを 1 日 1 回の徐放錠内服（ミラペックス®，レキップ CR® あるいは貼付剤（ロチゴチン：ニュープロパッチ®））で投与する，ということも主流になりつつあります．さらには，突然の off に対する rescue drug としてのアポモルフィン（アポカイン®）皮下注も使用できるようになってきました．

☐ 以上，この章は直接治療とは結びつきはしませんが，PD およびその治療薬の歴史に触れていただき，PD の世界の奥深さに興味を持っていただければ幸いです．各々の治療薬の詳細や，投与の実際などについては 5 章で解説したいと思います．

- PDは，James Parkinsonが1817年に出版した書籍で"shaking palsy"と呼ばれ，後にCharcotが"Parkinson's disease"と命名した．1886年にはGowersが80例の詳細なまとめを報告している．
- PDの病理として知られるLewy小体は，1912年のLewyの報告が最初だが，1919年にTretiakoffにより"Lewy小体"と呼ばれるようになった．
- この30年間でPDは大きなパラダイムシフトをきたした疾患の代表といえる．4大徴候として知られる運動症状以外に，発症前症状，非運動症状，認知症などが合併し，その多様性からパーキンソン病複合体Parkinson's complexとも呼ばれる．

■文　献
1) https://en.wikipedia.org/wiki/James_Parkinson
2) Goetz CG, et al：The History of Parkinson's Disease：Early Clinical Descriptions and Neurological Therapies. Cold Spring Harb Perspect Med, 2011
3) Gowers WR：Manual of Diseases of the Nervous System. Volume II Part IV, Diseases of the brain, London, 1886
4) Silva AMR, et al：Who was the man who discovered the "Lewy bodies"？ Mov Disord 25：1765-1773, 2010
5) Lewy in Lewandowsky's Handbuch der Neurologie, 3. Band：Spez. Neurologie II. Springer, Berlin, 920-933, 1912
6) Lees AJ, et al：The black stuff and Konstantin Nikolaevich Tretiakoff. Mov Disord 23：777-783, 2008
7) Hassler R：Zur Pathologie der Paralysis agitans und des postenzephalitischen Parkinsonismus. J Physiol Neurol 48：387-476, 1938
8) Fahn S：The medical treatment of Parkinson disease from James Parkinson to George Cotzias. Mov Disord 30：4-18, 2015
9) Langston JW：The Parkinson's complex：Parkinsonism is just the tip of the iceberg. Ann Neurol 59：591-596, 2006
10) Kosaka K, et al：Presenile dementia with Alzheimer-, Pick- and Lewy-body changes. Acta Neuropathol 36：221-233, 1976

3章
発症前から早期にかけてのパーキンソン病

イントロダクション

　いわゆる4大徴候以外に，パーキンソン病の発症前からの非運動症状が最近はかなり注目されています．この章ではパーキンソン病に特徴的と考えられる病前性格と合わせ，発症前の非運動症状について解説します．また，4大徴候以外のパーキンソン病に付随する症状についても少し詳しく述べてみたいと思います．

1 PDは慢性に経過する疾患である

□パーキンソン病（PD）の大きな特徴の一つは，『**慢性進行性疾患**』であるということです．発症はきわめて緩徐であり，いつ頃から症状が出現したのか，患者や家族に聞いても正確な時期ははっきりしません．その点ではアルツハイマー病の進行と似ているといえるでしょう．

□余談ながら，アルツハイマー病も発症前に20〜30年かけてβアミロイドが蓄積してくるといわれていますが，PDでも黒質緻密層のドパミン細胞の変性脱落・Lewy小体の出現には相当の時間がかかると考えられており，**発症前〜発症後しばらくの間のきわめて緩徐な進行は，ある意味神経変性疾患の特徴**ともいえるでしょう．

□発症時期がはっきりしないこともあり，初期治療が少々遅くなったとしても，少なくとも数年間はADLを大きく障害することはない[1]といわれています．ただし，この論文では，高齢になるほど発症からの全時間経過が短くなるとされており，中年発症の患者とは異なり，**高齢者では速やかに症状の改善を図ることがQOL向上のために必要**であるともいえます．

□PDはゆっくりではあるものの必ず進行していく疾患ですが，振戦が主体であるもの（振戦型）の場合は，進行がさらにゆっくりしていることが多いとされています．

□筋固縮や無動・寡動がはっきりしないと，PDと診断を付けることも困難なこともありますし，当初は本態性振戦や老人性振戦，あるいは単に神経質な人といわれることもよくあります．また，薬物治療に対する反応は，振戦よりも固縮や無動・寡動のほうが良好であるとされています．

2 病前性格

□発症前の非運動症状として，抑うつ状態があることは知られていますが，抑うつ状態はPDのみで認められるものではありません．抑うつ状態はアルツハイマー病の危険因子とも考えられているからです．PDの抑うつ状

態は大うつ病とは異なり，希死念慮は少ない[2]とされていますが，**抑うつ状態を呈する他の疾患群との鑑別は必須**です．

☐ **PD 患者の病前性格は**，神経内科医の間では『**石橋を叩いて渡らない（！）**』としばしば表現されます．**真面目で几帳面，慎重のうえに慎重で，冒険を好まない，新しいことにチャレンジしない**，などが PD の特徴とされ，後述する**衝動制御障害 impulse control disorder（ICD）の新奇探索傾向**などとは全く正反対の状態といえます．

☐ 仕事一筋に脇目もふらず頑張り，浮気もしないで家と職場を毎日往復することを黙々とこなしていたという人は，ひょっとしたら定年を迎える頃に PD を発症してしまう可能性が高いのかもしれません．

☐ 一部の PD の方には，新聞やマスコミ報道に対して非常にセンシティブで『新しい治療薬を自分から試したい』，『脳深部刺激療法（DBS）を受けたい』，『遺伝子治療はまだできないのか？』などと自分から言ってこられる方がいます．これらは**新奇探索傾向**と呼ばれるものにあたり，**その後の治療の影響などで ICD を発症する可能性もあります**ので，治療に伴う症状の推移には注意すべきでしょう．

☐ PD でよくみられる『PD 性格』とでも言えるものは，まとめて **AAA（トリプル A）** と表現すると憶えやすいでしょう（日本の若者の音楽グループではありませんのでご注意ください）．

☐ 3 つの A とは，
① Apathy：興味・関心の喪失
② Anxiety：不安
③ Anhedonia：快感消失，喜びの喪失
を指します．

☐ apathy はうつの部分症状としても出現しますが，PD では apathy が単独で出現することもあるとされます．anhedonia とは，『喜びを感じることができない』状態で，PD では anhedonia に疲労や apathy を高頻度に伴うといわれています（『パーキンソン病治療ガイドライン 2011』）．

☐ ドパミン神経系が『快楽神経』であるといわれますが，このドパミン神

経系が不全状態となるため,『**快楽を失った状態**』ともいえる apathy・anxiety・anhedonia をきたすのは必然ともいえるのではないでしょうか.

> ▶**MEMO**　PD性格の特徴をしっかり憶えておこう！
> 1) AAA：Apathy, Anxiety, Anhedonia
> 2) 抑うつ状態
> 3) 石橋を叩いて渡らない：真面目, 几帳面, 冒険を好まない

雑談

PDとタバコ

発症前の環境因子としては, PD患者には喫煙者が少ないといわれ, 喫煙によりPD発症が抑制されているとの説もありますが, PDはその性格からもともと健康のために良くない喫煙習慣を避けるから喫煙率が低いとの考え方もあり, どちらが原因か結果なのか明確な結論は出ていません. 喫煙にはそのほかに動脈硬化やCOPDなど多種多様な疾患の原因ともなりますので, PDにならないためにと積極的に喫煙することにはなりえないでしょう.

3 発症前に認められる症候

☐ PDの発症前に認められ, PDと関連性が高いと考えられるもの（非運動症状）には,
　①レム睡眠期行動異常（RBD）
　②便秘
　③嗅覚障害
　④抑うつ状態

などが該当すると考えられています. ここでそれぞれについて解説します.

1 レム睡眠期行動異常 REM sleep behavioral disorder（RBD）

1）RBDとは

☐ 睡眠中にはREM睡眠とnon-REM睡眠が交互に出現してきます．通常，REM睡眠期には全身の筋は弛緩しますが，脳は覚醒状態に近い活動をしており，このときに夢を見ているといわれています．

☐ **このREM睡眠期に筋緊張低下が起こらず，夢で見たままに体を動かしてしまうのが**RBDです．

☐ 例えば，夢の中で泥棒と格闘しているつもりが，実際には隣に寝ている奥さんを蹴ったり障子を蹴破ったりする，夢を見て大声を出してしまうなど，実際に行動を起こしてしまうなどの症状です．体動はないが大声を上げるだけ，ということもあります．

☐ パーキンソン病治療ガイドラインには，RBDの診断には『終夜睡眠ポリグラフ検査にて筋活動低下を伴わない睡眠（REM sleep without atonia）を証明すること』とされていますが，診断のために入院することには敬遠する人もいますし，**実際にはその独特な症状から問診だけでほぼ診断は可能**であると考えます．

☐ 治療には一般的にクロナゼパムが著効を示すとされますが，いったんPDを発症してしまった後では，レボドパやアゴニストなどを用いても治療効果は一定しないようです．なお，海外の報告[3]では，RBDはPDだけでなくLewy小体型認知症（DLB）や多系統萎縮症（MSA）などの神経変性疾患にも先行して認めることがあるとされます．RBDはPDの発症前症状として比較的特異度は高いといえますが，例外的なものもあるため注意が必要でしょう．

2）RBD類似の症候〜むずむず脚症候群（RLS）〜

☐ 睡眠中にみられるRBD類似の症候として，『**むずむず脚症候群**（下肢静止不能症候群：restless legs syndrome（RLS））』があります．これは『寝入りばなに足がむずむずし，動かしていないと落ち着かない』というものです．

① 二次性 RLS
- 二次性 RLS は，鉄欠乏，末期腎不全（透析）患者，妊娠，リウマチ性疾患，糖尿病，多発ニューロパチーなどでみられますが，少々ややこしいことに PD 患者でみられる RLS も定義上[4]では二次性 RLS に分類されています．
- 二次性 RLS の治療法は，基本的に原疾患の治療が優先されますが，その他誘因となる因子を避けることも重要であり，**夕方以降のカフェインを避ける，アルコールを減らす，禁煙する，歩行やストレッチなどの軽い運動をする**，なども効果があると考えられます．

② 特発性 RLS
- 特発性 RLS ではドパミン神経（A11 神経）の関与が示唆されており，治療薬として PD で用いられるよりも**少量のドパミン作動薬が有効**であるのが特徴とされますが，現時点では『**特発性 RLS は将来の PD になる危険因子ではない**』と考えられています．PD のようなドパミン神経の変性ではなく，A11 神経の機能異常ではないかと考える向きもあります．
- 特発性 RLS の治療に際しては，治療開始後しばらくしてから症状の増悪を認める強化現象 augmentation（**MEMO 参照**）と呼ばれる現象を認めることがありますが，これはドパミンアゴニストでの治療よりもレボドパを用いた場合に多いともいわれています．そのような場合にはドパミン作動薬の減量や，他のドパミン作動薬への変更なども考慮すべきかもしれません．
- RBD に伴い不眠を訴えることも多いため，場合によっては抗うつ剤を使いたくなるかもしれませんが，三環系抗うつ薬，SSRI，ノルエピネフリン再取り込み遮断薬，リチウム薬などの**抗うつ剤で RLS の誘発や悪化が報告されていますので，むしろ避けるべきでしょう**．

> **MEMO　RLS の augumentation とは？**

強化現象 augumentation とは，RLS に対してドパミン作動薬による治療を長期間行ったときに起こる合併症で，次のような特徴があります．
　1)　RLS の重症度が増強する
　2)　RLS 症状がより容易に出現する
　3)　いつもより早い時間帯（午後など）に出現する
　4)　上肢にまで症状が広がる

発症の予防・発症時の対応には，
　1)　高用量のドパミン作動薬を避け，できる限り有効最小量にする
　2)　ドパミン作動薬に augumentation を増強しうる薬剤（SSRI，ドパミン拮抗薬，抗ヒスタミン薬など）を併用しているときには処方を見直す
　3)　血清フェリチン低値の場合は鉄剤を補充する
　4)　半減期の長い治療薬を選択する
　5)　発症時にはドパミン作動薬の内服を早める
　6)　それでも難しいときは，ドパミン作動薬をガバペンチンやクロナゼパムに変更してみる
　7)　ドパミン作動薬の休薬（drug holiday）で軽減することもある

などとされます．
（日本神経治療学会：標準的神経治療：Restless legs 症候群．https://www.jsnt.gr.jp/guideline/img/restless.pdf より抜粋）

[処方例：RLS 治療に用いられる薬剤]

● 保険適用のある薬剤
　ドパミンアゴニスト
　　・プラミペキソール（ビ・シフロール®のみ）：0.75 mg/日まで
　　・ロチゴチン（ニュープロパッチ®）：6.75 mg/日まで
　抗てんかん薬
　　・ガバペンチンエナカルビル（レグナイト®）
● 保険適用ではないが実臨床でしばしば用いられる薬剤
　　・レボドパ製剤（各種）
　　・ロピニロール（レキップ®）
　　・抗てんかん剤：クロナゼパム，カルバマゼピンなど

2 便秘

- 便秘は運動症状発症前から認めるといわれており,特に **PD 発症後の患者では 80〜90%に認める**とされています.便秘は自律神経障害の現れであり,腸管の Auerbach 神経叢の変性などが認められます.
- PD では一般に食が細くなることが多く,運動量が減少するなどの影響もあり,便秘になりやすく悪化もしやすいのでしょう.その他,治療開始後では抗パ剤による影響で便秘になることもあり,特にレボドパ製剤では,合剤の成分の一つであるドパ脱炭酸酵素阻害剤(benserazide, carbidopa)が便秘の原因となるといわれています.
- 治療法としては緩下剤を適切に使用するのが望ましいのですが,非常に多くの緩下剤が必要になったり,数種類の緩下剤を服用しなければならないことも往々にしてあります.
- 一般に PD では,水分摂取不足などの影響もあり便が固くなって便秘が悪化してしまうこともしばしばありますが,そのような便秘に対して酸化マグネシウム製剤がしばしば用いられます.
- 酸化マグネシウム製剤は比較的安全性も高く PD 以外にも頻用されていますが,腎機能低下例などでは高マグネシウム血症による副作用(悪心・嘔吐,筋力低下,血圧低下,徐脈,傾眠など)に注意する必要があります.また,センノシド(プルゼニド®)やピコスルファートナトリウム(ラキソベロン®)などの刺激性下剤では,刺激のため腹痛などを認めることも多いのですが,最近使用されるようになったルビプロストン(アミティーザ®)では,比較的自然な排便を期待できるような印象を受けています.

> ⚠ **注意** **タンパク質を多く含む食品とレボドパ製剤**
> 腸内細菌の改善のためにヨーグルトの摂取を勧める人もいるようですが,レボドパ製剤はアミノ酸の存在下で吸収を阻害されてしまうため,少なくともヨーグルトや牛乳などのタンパク質を多く含むものと一緒にレボドパ製剤を服用することは避けなければなりません.

4 初発症状と4大徴候

- 前にも述べたように，4大徴候とは，安静時振戦，筋固縮，無動・寡動，姿勢反射障害の4つを指します．
- 4大徴候のなかで，姿勢反射障害（易転倒性）以外の3つの徴候は，どれも初発症状となりうるのですが，**安静時振戦が初発症状であるのは70％ほどといわれています．逆に言えば，30％程度は典型的な安静時振戦を初発症状として認めない一群があるということです．**1章でも述べたように，PDの振戦の特徴は，安静時が主体で，姿勢時のre-emergent tremor（**MEMO参照**）を認め，さまざまな関節で認めうるということです．
- 震えがわかりにくいときには，『serial 7』（100から7を順番に引き算させる）などの精神的負荷で振戦が明瞭になってくることもしばしばみられます．

> **▶MEMO　re-emergent tremor とは？**
>
> PDの典型的な振戦は『安静時振戦』であり，安静時・静止時に振戦を認めるのが特徴の一つです．動作時は振戦が抑制されることが比較的多いのですが，一定の肢位を保つ（手を水平位にじっと挙上したままにしておく，など）ようにしていると，数秒から10秒ほどの潜時で再び振戦が出現してくることがあり，これをre-emergent tremorと呼びます．日本語の適切な訳語は残念ながらないようです．この潜時は本態性振戦よりも長く，周波数はPDの安静時振戦と同様であるとされています．
> (Jankovic J, et al：Re-emergent tremor of Parkinson's disease. J Neurol Neurosurg Psychiatry 67：646-650, 1999)

- PDの症状の特徴としては，**発症時の症状は片側性**，しかもごく初期には片側の上肢（あるいは下肢）のみ，であるということです．
- その後の**進行パターンは『N字型』あるいは『逆N（ロシア語のИ）字型』**といわれ，例えば右上肢の症状で発症したら，次は右下肢→左上肢→左下肢へと進展するというパターンをとることが多いとされています（**図1**）．これは振戦・筋固縮・無動のいずれについても当てはまるものです．

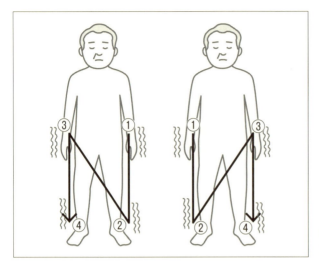

図1 PDの進行パターン（N字型・逆N字型）

- この原則に当てはまらず，両手の症状が同時に出現した，突然両足がすくむようになって歩けなくなったなどのときは，PD以外の他の原因による可能性を検討しなければなりません．
- PDの場合，この発症時の振戦や筋固縮の左右差は進行期になってからでもよく見ると認めることが多く，末期の寝たきり状態であっても初発時の患側をしばしば言い当てることが可能です．
- PDの10～20%は固縮や動作緩慢（寡動）などを初発症状とし，**歩行障害で発症するものも20%**前後あるとされますが，この場合の歩行障害とは，『片方の足を少し引きずり気味になる，片方のみ軽く擦り足になっている』などを指します．明らかなすくみや易転倒性などは，PDの場合初期から認めることはありません．
- 無動・寡動の表れとして，患側の手の振れ（arm swing）が歩行時には減少し，ほとんど振らなくなることもあります．よく見ると歩行時に片方の手指のみに振戦を認めることもあります．

5 4大徴候以外のPDの徴候

1 仮面様顔貌 masked face, 脂漏性顔貌 seborrheic facies

❏ PDの特徴の一つに，その顔貌があります．

❏ 無動・寡動のため表情筋の動きが悪くなることで表情に乏しく，『仮面をかぶったように無表情』に見えるのが**仮面様顔貌**ですが，抑うつ状態のために実際に無表情になるのもその一因と考えます．視線も一点を見つめて（staring eye）あまりキョロキョロしなくなります．適切な治療を行い，無動・寡動が改善すれば，仮面様顔貌も改善を認めるようになります．

❏ PDの顔貌のもう一つの特徴として，**脂漏性顔貌**があります．これは，皮脂の分泌が亢進して脂ぎった顔つきになるためといわれています．

> **▶MEMO　脂漏性顔貌とは？**
>
> 脂漏性顔貌 seborrhea, seborrheic facies は PD の自律神経障害の一症状と考えられており，皮膚分泌物の増加のために脂ぎったような顔貌になることです．詳しいメカニズムはよくわかっていないようですが，PDでは発汗過多や唾液などの分泌異常がしばしば認められることから，皮脂腺の分泌異常などが関与しているのかもしれません．日常診療では，特に女性の場合，化粧をして外来に来られることも多いため，男性患者ほどには気付きにくいかもしれませんので，注意が必要でしょう．

2 歩行障害

❏ 歩行障害は無動・寡動の表現そのものでありますが，歩行障害は PD の大きな特徴でもあるため，ここで詳しく述べたいと思います．

❏ まず，PDの歩行障害の要素は以下のようなものが挙げられます．

> ①姿勢異常：前傾・前屈，斜め徴候（Pisa 徴候）
> ②小刻み歩行 marche à petits pas
> ③すくみ足 frozen gait
> ④加速度歩行 festination
> ⑤奇異性歩行 kinésie paradoxale

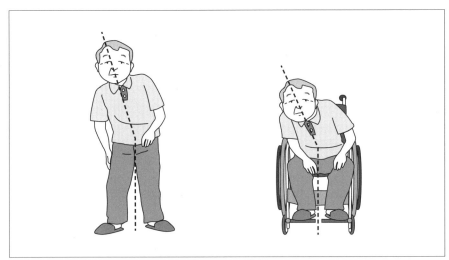

図2　Pisa 徴候

1）姿勢異常

☐ PD での姿勢異常はあまりにも有名ですが，その特徴は上体が全体的に前へ傾いていることです．腰が前に曲がっていることは camptocormia とも表現されます．変形性脊椎症で腰が曲がった老人をしばしばみかけますが，このような整形外科的疾患の場合は仰臥位になっても腰をまっすぐ伸ばすことは困難です．

☐ それに対し，PD での姿勢異常は，骨格系の異常がなければ**仰臥位になると背筋は伸ばすことができる**点が異なります．さらに，前へ傾くだけでなく，よく見ると横方向（右または左）に少し傾いていることも多いのです．横方向への傾きを Pisa の斜塔にたとえて，**『Pisa 徴候』（図2）**ということもあります．症状が重いほう（初発症状の側）へ傾くと考える向きもありますが，自験例を見る限り必ずしもそうではない印象も受けます．また，Pisa 徴候は，立位のみで認められるのではなく，椅子に座っているとき，ベッドで休んでいるときにも認められることが多いのです．PD の入院患者を良く観察してみると，ベッド上でも長軸方向に対して少し斜めになっ

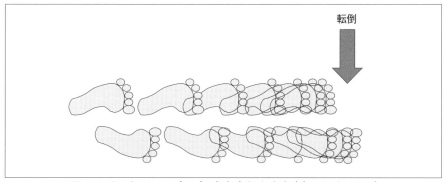

図3 パーキンソン病:加速度歩行から転倒へのイメージ

て寝ていることに気がつくでしょう.

2) 小刻み歩行 marche à petits pas

☐ PDの歩行は,歩幅が狭くなり,いわゆる小刻み歩行となります.左右の足の間隔を歩隔といいますが,失調性歩行などではバランスをとるために歩隔は広くなります.一方,PDでは歩隔は狭いままで,つま先は開きません.

☐ これに対して,正常圧水頭症などでは,歩隔が広く,つま先も外に開いた状態で小刻み歩行を呈するようになります.小刻み歩行といっても,疾患によりその内容にはかなり違いがあるのです.

3) すくみ足 frozen gait・加速度歩行 festination

☐ すくみ足と加速度歩行は同時にみられることが多いでしょう.足がすくんでしまい,なかなか踏み出せない状態をすくみ足といい,PDの進行期でよくみられる徴候です.足がすくんでなかなか出ないけれど,いったん足が出ると歩行のスピードが段々と速くなり,歩幅は小さくなり,最後には止まることができなくなるのを加速度歩行(**図3**)といいます.最後には止まれずに倒れてしまうことも多いようです.

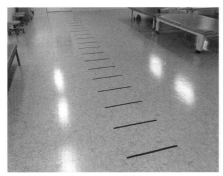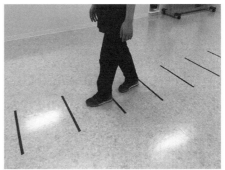

図4 visual cue の例（ゼブラゾーン）

4）奇異性歩行 kinésie paradoxale

☐ 加速度歩行と並び，PD に特徴的な歩行障害に奇異性歩行があります．患者に歩行を指示しても，通常は足がすくんでしまって歩けないのに，目の前に横線を引いておくなど，**視覚的な目標（visual cue）があると，すくみが改善して歩きやすくなる現象**をいいます．

☐ このため，モノトーンの床などよりも，横断歩道のゼブラゾーンのような所が PD では歩きやすくなるのです（**図4**）．このときの外界からの刺激は，visual cue だけでなく，**聴覚刺激でも効果はあります**．患者自身に『1, 2, 3, ……』と号令をかけて歩いてもらうのも有効です．

> **雑談**
>
> ### 「レナードの朝」における奇異性歩行の表現
>
> 映画『レナードの朝（原題：Awakenings）』をご覧になった方も沢山いらっしゃると思いますが，映画の1シーンで，床を市松模様にしたところ，それまで壁のそばでじっとして動こうとしない患者が歩き出したという描写がありました．また，患者に向かって飛んできたボールを，さっと受け止めるという場面もあり，いずれも奇異性運動（奇異性歩行）を言わんとしているのだと感じました．ただし映画表現の手段ですので，実際よりもかなり誇張して描かれていると思ったほうがよいでしょう．

3章 発症前から早期にかけてのパーキンソン病

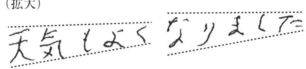

図5 小字症
小字症の例を示す．特に右側で字の大きさが小さくなるのがわかる．

3 小字症 micrographia（図5）

- □ PD患者に字を書いてもらうと，最初は比較的大きく書けますが，**次第に字の大きさが小さく尻すぼみになってしまいます**．これが小字症です．また，PDの会話の特徴は小さな声でボソボソと話し，抑揚がなく，声の大きさも次第に小さくなってしまいます．
- □ このように，構音障害にも小字症にも，『**ある動作を継続すると，その振幅が次第に小さくなる**』という現象が共通してみられ，これはPDの運動症状全般の特徴であるといえます．先ほど述べた加速度歩行も，歩幅（＝歩行の振幅）が次第に小さくなり収束する点で転倒することであり，誇張して模式的に書くと，**図6**のようなイメージで捉えることができるのではないでしょうか．
- □ このような書字の特徴や，歩行障害などから想像するに，PDは『**自己の内的なリズム・振幅を形成・維持して運動することが困難になる**』のが特徴である，と言い換えられると思います．そのため，奇異性歩行のように，内的リズムではなく外界からの視覚的・聴覚的 cue などを取り入れるこ

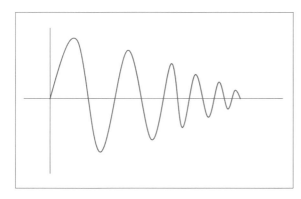

図6 加速度歩行・小字症のイメージ

とで運動の継続が可能になると考えられます.

4 Myerson徴候, Westphal徴候
1) Myerson徴候

□錐体外路症状として出現してくるのがこれらの徴候です.患者に前方をボーッと向いているよう指示し,視野に入らないようにして指などで患者の眉間を叩くと,健常人は数回瞬目を繰り返しますが,その後は**慣れ現象adaptation**のため瞬目しなくなります.

□ところが,PDおよびその他のパーキンソニズムの患者では,**叩いている間,瞬目を繰り返す**のがみられ,これを**Myerson徴候**といいます.PDで感度は高く大多数の患者にみられますが,特異度は低く,進行性核上性麻痺(PSP)や多系統萎縮症(MSA)の患者でも高率に認められます(**表1**).

□このことからも,Myerson徴候はPDの診断的価値というより,パーキンソニズム(錐体外路症状)の有無をチェックする一つの手段,と考えたほうがよいでしょう(健常人でも神経質な性格の人の場合などには認められるため,さらに注意が必要です).

□Myerson徴候は原始反射の一つであり,通常成人では前頭葉により抑制されていると考えられています.全くの私的意見ですが,奇異性歩行のvisual cueのように,Myerson徴候も外界からの刺激に対して反応し運

表1　パーキンソン関連疾患におけるMyerson徴候の頻度（自験例のまとめ）

PD（PDD含む）	51/82（62.2%）
Lewy小体型認知症（DLB）	4/6（66.7%）
特発性正常圧水頭症（iNPH）	15/17（88.2%）
大脳皮質基底核変性症（CBD）	17/26（65.4%）
進行性核上性麻痺（PSP）	16/35（45.7%）
多系統萎縮症（線条体黒質変性症）（MSA-P）	10/11（90.9%）

DLBは精神症状が主体でPD症状の目立たないものとしました．
CBDとPD，DLBがほぼ横並びで，iNPH・MSA-Pのほうがこれらよりも高頻度でした．
PDの徴候としてMyerson徴候は有名ですが，他のパーキンソン関連疾患でも高頻度にみられることに注意が必要です．

動を継続する，という共通のメカニズムで出現しているのではないかと想像しております．

2）Westphal徴候

☐ Westphal徴候は，通常は前頸骨筋とその腱で判断します．下肢の力を抜くよう指示し，足関節を他動的に背屈（足首を曲げるように力を加える）すると，健常人では前頸骨筋は弛緩します．ところが，PDでは，錐体外路症状により筋緊張の異常がありますので，弛緩するはずの前頸骨筋が逆に収縮してしまい，前頸骨筋腱が引っ張られ，盛り上がるのが見えます．これをWestphal徴候といいます．

ｂ　その他の徴候（構音障害，協調運動障害など）

1）構音障害

☐ PDで認められる構音障害は，ボソボソと単調で尻すぼみな発語となり，何を言っているのか聞き取りにくくなってしまい，大声を出すことも難しくなってしまいます．小脳失調性ではないため，爆発性explosiveや断綴性scanningとなることはありません．無動・寡動のため発語に時間がか

かること，舌の運動もゆっくりとなってくることなどが主たる原因と考えられます．

> **▶MEMO　小脳性構音障害について**
> 種々の小脳性疾患で認められる構音障害では，①爆発性 explosive，②断綴性 scanning，③不明瞭性 slurred などの要素がみられますが，これらは独立した状態ではなく，同一の患者に混在して認められるものです．言葉を出そうとしても声が出せず，唐突に音が出るのが爆発性であり，その後の発語も滑らかに発音できずに途切れ途切れになるのが断綴性です．レロレロとした発音になったのが不明瞭性です．発音は酩酊状態のしゃべり方に似ています．構音障害を調べるときの例としては，昔からある『瑠璃も玻璃も照らせば光る』を言ってもらう，『パタカパタカ…』と繰り返してもらう，『ラリリルレロ』と言ってもらう，などがあります．簡単に確認できますので，外来でもお試し下さい．

2) 協調運動障害

☐ PDでは手指などの巧緻運動も障害されてきます．これらを総称して『協調運動障害』と呼びますが，小脳失調による運動障害と区別する必要があります．パーキンソン病統一スケール Unified Parkinson's Disease Rating Scale（UPDRS）でも次のような評価ポイントがあります．

①指タッピング：人差し指と親指で10回，できるだけ大きく素早くタップする

②手の運動（グーパー）：手を伸ばして10回，拳をできるだけ早く開く

③手の回内回外運動（キラキラ星）：手を伸ばして10回，手掌を上・下と交互に回す

☐ 以上の動作で動きの速さ，振幅の大きさ，すくみ・運動の中断などについての評価を行います．

3) その他

☐ 下肢の敏捷性についてはかかとタッピングでの評価があり，両上肢の機能評価としてはいわゆる"two motor act"と呼ばれる評価があります．こ

れは，片方の手で回内回外を行い，同時に対側の手で膝のタッピングを行うものです．PDなどの錐体外路疾患の場合，このような異なる動作を同時に行うことが困難になってきます．巧緻運動障害や協調運動障害は，振戦の有無にかかわらず認められます．

- PDはきわめて緩徐に進行する慢性疾患だが，病前から以下に記載したようなさまざまな症状を呈することが知られている．
- PDの病前性格には，①Apathy，Anxiety，Anhedonia（AAA），②抑うつ状態，③石橋を叩いても渡らない（真面目・几帳面・冒険を好まない），などを認める．また，発症前から認められる非運動症状としては，抑うつ状態以外に，REM睡眠期行動異常（RBD），便秘，嗅覚障害などがある．
- 下肢静止不能症候群（RLS）はPDのリスクではないと考えられているが，A11ドパミン神経の関与が想定されており，治療薬としては少量のレボドパ製剤やアゴニストを用いる．
- 4大徴候以外に，PDでみられる症状として，仮面様顔貌・脂漏性顔貌，歩行障害，小字症，構音障害，手指の協調運動障害，Myerson徴候・Westphal徴候などがある．

■文　献
1) Kempster PA, et al：Relationships between age and late progression of Parkinson's disease: a clinico-pathological study. Brain 133：1755-1762, 2011
2) 北村　伸，他：パーキンソン病と抑うつ．精神経誌 115：1135-1141, 2013
3) Postuma RB, et al：Quantifying the risk of neurodegenerative disease in idiopathic REM sleep behavior disorder. Neurology 72：1296-1300, 2009
4) 日本神経治療学会治療指針作成委員会編：標準的神経治療：Restless legs 症候群．29, p73, 2012

COLUMN

PD患者はノックしてから入室する？

　3章でも説明したように，PDの性格としては，真面目・几帳面・冒険を好まないというのが一般的な特徴とされています．これに関連して，神経内科ではよくある『ネタ』の一つですが，『PDは3秒で診断がつく』という話があります．これは，『几帳面さ』のため，PD患者を『次の方〜』と呼び入れると，必ずノックをしてから入室するというものです．統計をとったわけではありませんが，確かにPDでは一般的にこのような傾向が多いように感じています．

　真面目・几帳面という性格の裏付けとして，例えば内服のタイミングがずれたりしたらどうしたらいいのか，外来へ電話を掛けて問い合わせてくる，という光景も他疾患に比べてPD患者ではよくみられるように思います．進行期PDでは内服が切れたら動けなくなってしまいますので，自然と内服を気にせざるをえないからとも考えられますが，この生真面目・几帳面というのは，病前性格の一つであり初対面時から感じられるものです．ちなみに，アルツハイマー病（AD）では，かなり進行して家庭では傍若無人な態度の人でも，診察が終わっての帰り際には『ありがとうございました』と挨拶して出て行く人が多いように思います．患者の性格を把握し，場合によっては診断の一助とするために，入退室時の様子などちょっとした動作もよく観察することも重要といえるでしょう．

　なお，疾患による性格の違いを議論することは，一歩間違えば疾患に対する偏見となりかねないため，あくまでも話題の一つとして読んでいただければと思います．

COLUMN

貧乏ゆすりについて

　一般的に，『ふるえ』の代表といえば，『貧乏ゆすり』は皆が思い浮かべるところでしょう．PDの振戦と貧乏ゆすりの最も大きな違いは，『自分で止められるか？』という点だと考えます．PDの振戦は自分ではコントロールできませんが，貧乏ゆすりは止めようと思えば自分で止められるからです．そういう点からは，貧乏ゆすりは随意的といってもよいでしょうが，病気ではないとしても，『病的』な現象かそうでないのかは，議論が分かれるようです．

　『貧乏ゆすりは気持ちよいから止められないのだ』と考える向きがあります．最近では，ストレス解消のため，下肢の血行を良くするなど，体のためには良いこともあるという意見も多いようです．体を動かすことを快感に感じるということは，スポーツ愛好者全般にもいえることかもしれませんが，この『気持ちよくなるから足を動かしたい』という気持ちは，下肢静止不能症候群（RLS）の『脚を動かしたいという強い欲求（an urge to move the legs）』にどこかつながるところもあるのではないでしょうか．RLSでは，『不快な下肢の異常感覚』が下肢の動きのきっかけであり，この点は貧乏ゆすりとは異なると思いますが，足を動かすという行為が快感（≒不快感・ストレスの除去）につながるということは，RLSと貧乏ゆすりとの間に何らかの関連性，例えば脊髄内ドパミン神経（A11神経）の関与があるのかも……と，勝手に想像しています．

参考文献
1) 栗原照幸：Q&A 神経科学の素朴な疑問 貧乏ゆすりはなぜやめられないのでしょうか？ Clinical Neuroscience 32：955, 2014
2) 日本神経治療学会治療指針作成委員会編：標準的神経治療：Restless legs症候群

COLUMN

『レナードの朝』にまつわる話……

　本文中にも登場した『レナードの朝（原題：Awakenings）』は，正確にはPDではなくvon Economo脳炎による脳炎後パーキンソニズムと，開発後間もないレボドパについての話が軸となっています．どちらかというと，ロバート・デ・ニーロ Robert De Niro 演じる患者レナード・ロウ Leonard Lowe のほうが有名な印象もありますが，マルコム・セイヤー Malcolm Sayer 医師を演じたロビン・ウィリアムス Robin Williams も忘れるわけにはいきません．

　ロビン・ウィリアムスは2014年8月11日に自殺（縊死）により63歳という年齢でこの世を去りますが，うつ状態や幻覚などに悩まされていたといわれており，剖検ではLewy小体型認知症(DLB)を認めたとされています．アルコール依存症の治療歴もあるようですが，亡くなったときにはアルコールや薬物は認めなかったとされています．パーキンソニズムの治療を行った医師を演じたその人の死因が，DLBらしかったという，ちょっとした因縁話ですが，見方を変えれば，洋の東西を問わず決して珍しい疾患ではないということだと思います．DLBの患者数はわが国では50万〜60万人，米国では100万〜140万人程度といわれており，実は意外に多い疾患であるということをここでは記憶していただければと思います．

4章
初期～中期にかけての パーキンソン病

イントロダクション

　この章では，まず，外来を初めて受診する患者を想定して，パーキンソン病の発症早期から中期にかけての症状について解説します．『honeymoon period（蜜月期）』と呼ばれる，発症後3～5年程度の治療薬が奏効する期間の特徴についても解説し，その後の運動症状（wearing-off やジスキネジアなど）の出現メカニズムについても説明を加えていきます．そのうえで，早期から中期にかけてのパーキンソン病患者の外来フォローをかかりつけ医で行うべきか，専門医で見るべきか考えてみたいと思います．

1 典型的経過

> （とあるクリニックの診察室で）62歳の男性患者がやってきました．
> **医師**：今日はどうなさいましたか？
> **患者**：1年くらい前から，じっとしているときに左手が震えるようになってきたんですよ．字は右手でちゃんと書けるし，気にしていなかったけれど，2〜3ヵ月前から，なんだか歩くときに左足が重い感じがするようになって……．腰も悪いせいか，なんだか姿勢も少し悪くなったような気がします．悪い病気ではないかと心配になったので来ました．
> **医師**：それはお困りですね．（診察をしながら）お酒は飲まれますか？
> **患者**：ビール大瓶を1本くらいですね．手の震えはアル中でしょうか？
> **医師**：そのくらいでは大丈夫でしょう．タバコは吸われますか？
> **患者**：いえ，昔から吸いません．

☐ 上の文章は，初期パーキンソン病（PD）患者が最初にクリニックを受診するときをイメージして書いてみたものです．よほど医者嫌いで，症状がかなり進行してからの受診でなければ，初期PDではだいたいこんな感じではないでしょうか？

☐ このような患者はどこのクリニックでも結構見かけるだろうと思われますが，例えば，酒量が多いような患者だと『酒のせいだ，飲酒を減らしなさい』とか，高齢者であれば『腰が悪いのも手の震えも年のせいだね，仕方ないよ』で済まされているケースもあるかもしれません．

☐ ここがPDの初期診断の難しいところでもあります．PDの進行はきわめて緩徐であるため，脳卒中のように『某年某月某日から症状が出ました』と発症時期を特定することはできず，『いつ頃からおかしいと思うようになりましたか？』と尋ねても，『だいたい1年くらい前から〜？』というような返答が多いでしょう．

1 患者の受診理由

☐ 3章で述べたように，運動症状の発症前にはまず非運動症状のみを呈する

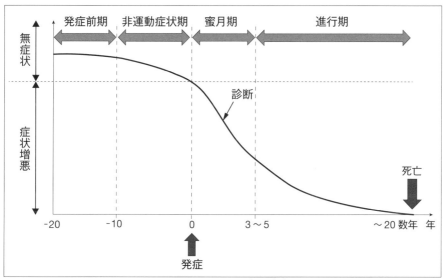

図1 パーキンソン病の全経過

時期がありますが，この非運動症状のみの時期に自分はPDではないかと考えて外来受診する人は100%いないでしょう（**図1**）．

☐ ほとんどのケースでは，運動症状が出現してしばらくしてからPDではないかと心配になり医療機関を受診してきますが，上述のごとく，発症はきわめて緩徐なため，発症初期には専門医であってもPDの症状と断定することが困難な事例はたくさんあります．

☐ ここで注意が必要なのですが，PDと診断された人では一定数の人が非運動症状を呈するのはよく知られていますが，**非運動症状はPD発症のバイオマーカーとして感度・特異度とも高くはありません**．便秘や抑うつ状態などはPD以外の一般の人にも多数認められる症状であり，便秘の人すべてがPDを将来発症するわけではないことに気をつける必要があります．

☐『昔から便秘があるから……』，『夜中に大声を出したりするから……』など，ネットで検索して非運動症状の症状があるからと，PDを心配して受診してくる方もきっといるはずですが，運動症状を全く認めていなければまだ

表1　パーキンソニズムの定義

(1)　典型的な左右差のある安静時振戦（4〜6Hz）がある
(2)　歯車様筋固縮，動作緩慢，姿勢反射障害のうち2つ以上が存在する

表2　パーキンソン病の診断基準

(a)　パーキンソニズムがある
(b)　脳CTまたはMRIに特異的異常がない
(c)　パーキンソニズムを起こす薬物・毒物への曝露がない
(d)　抗パ剤にてパーキンソニズムに改善がみられる
　※抗パ剤での反応を未検討の場合はPD疑いとする

治療対象とはなりません．PDの症状はどんなものであるのかよく説明し，『このような症状が出たらまた受診して下さいね』と，患者の不安を解消できるような説明を行うことが重要でしょう．

2　パーキンソニズムの定義とPDの診断基準

□さて，PD症状が出現したと思われるとき，パーキンソニズムの定義（PDの定義ではありません）としては，厚生労働省ホームページには，**表1**のように記載されています

□パーキンソニズムがあるかどうかは，**表1（1）（2）**のいずれかを満たすこととされています．

□また同時に，パーキンソン病の診断基準としては**表2**のように定義されています．

□この定義からすると，**筋強剛や無動などがなくても著明な左右差のある振戦を認めれば，パーキンソニズムありと判断できる**ことになります．PDであっても，初期で症状が軽度であれば**表1**の（2）の歯車様筋固縮や動作緩慢の有無の判定は結構難しいことも多く，**神経内科以外の医師にとっては，PDを疑うことはできてもPDと自信を持って診断することは非常に難しいでしょう．**

□また，初期PDでは姿勢反射障害はみられないため，振戦がほとんどない

（無動・固縮型）場合では，(2) の項の**歯車様筋固縮・動作緩慢の2つを満たすことが初期 PD の診断に必要**ということになります．歯車様筋固縮は誘発などで初めて検出できることもあり，また，高齢であればそもそも体の動きは若いときよりゆっくりになってきますので，動作緩慢の有無の判断もどこに基準を置くべきか，判断が難しいでしょう．

☐ 病初期から振戦・筋固縮・無動の3徴とも揃っている患者もいますが，比率としては決してそう多くはないと思われます．

3 診断を補完するための画像検査（核医学検査）

1) ダットスキャン®

☐ 臨床診断を補完するものとしての画像検査では，**SPECT の一種であるダットスキャン®（DATSCAN）**などで，線条体中のドパミン神経細胞終末にあるドパミントランスポーター dopamine transporter（DAT）の取り込み低下が検出できれば PD（ないし Lewy 小体型認知症（DLB）などの Lewy 小体病）の可能性は高くはなりますが，特異度が高くないため**その他のパーキンソニズム（PSP，CBD，MSA-P など）を峻別することは困難**とされており，これのみでの確定診断は不向きと考えるべきです．実臨床の場では，認知症性疾患のなかで，DLB とアルツハイマー病（AD）とを鑑別することを目的として施行されることが多いだろうと思われます．

2) FMT-PET

☐ やはり線条体にあるドパミン細胞終末の中で，ドパ脱炭酸酵素（芳香族アミノ酸脱炭酸酵素 aromatic L-amino acid decarboxylase（ADCC）の活性がどのくらい残っているかを調べるための方法として，FMT（[^{18}F] 6-fluoro-m-tyrosine）-PET という検査法もありますが，現時点で保険適用はなく発症前診断やスクリーニングとして一般的に利用できるものではありません．

3）MIBG 心筋シンチ検査

☐ これとは別の検査として，やはり核医学検査の一種である **MIBG 心筋シンチ検査**を行うと，早期/後期ともに H／M（心筋／縦隔）比の取り込み低下を認め，**PD と他のパーキンソニズムとの鑑別においては感度・特異度ともに 80％ 以上**ともいわれており，PD および DLB などの Lewy 小体病の診断に有用とされています[2]．しかしながら，**発症早期では MIBG 心筋シンチで陽性とならない症例も存在**しますし，心臓疾患や糖尿病があると低下してしまうこともあります．核医学検査は CT や MRI のように普及しているわけではなく，むしろ限られた施設で検索できる検査法です．MIBG 心筋シンチ検査は PD の診断法として最近保険適用にもなりましたが，費用面なども問題となりますので，少なくともスクリーニング検査としてすべての患者に施行すべき検査とはいえません．

4）かかりつけ医が行う検査と専門医への紹介のタイミング

☐ **PD 診断は一時点での症状だけを見て決定するのではなく，その後の経過や，薬剤に対する反応なども含めて総合的に検討することが重要です．**

☐ 画像検査のなかでもこれらの核医学検査（ダットスキャン，MIBG 心筋シンチ）は診断に苦慮したときに参考とすべきですが，臨床症状から予想されることとは異なる結果が出たとき，その意味合いについては十分に吟味する必要があるでしょう．非専門医であるかかりつけ医の先生方が PD を疑われる患者を見たとき，診断に困ってしまう・診断に自信がないときなどは**高価な検査をオーダーするのではなく，遠慮なく神経内科医にご相談下さい**（この点については，本章の『3　かかりつけ医で診るか，専門医が診るか？』もご覧下さい）．

☐ **神経内科医へ紹介する前に行っておいても良いだろうと思われる検査は，通常の血液生化学検査や頭部 CT や MRI などの一般的な画像検査のみで全く問題ありません．**上記のような理由により，紹介時にダットスキャンや MIBG 心筋シンチを施行しておかなければならないということは全くありませんのでご安心下さい．

4 発症初期～中期の症状
1）振戦型と無動・固縮型
□さて，症状の話に戻りますと，PD は均一な症状の疾患ではなく，人により症状はかなり異なることが知られています．大まかに言えば Charcot が提唱したように，**振戦が目立つタイプ（振戦型）と無動・固縮が目立つタイプ（無動・固縮型）の2つに分ける**ことができます．

① 振戦型
□**振戦型**は文字どおり初期から振戦が目立つ PD です．本態性振戦や老人性振戦と同様，手の震えのために ADL 障害も認めますが，それよりも患者は『こんなに震えていると，人の前に出にくい』『人前で字を書けない』など，実際の障害以上に見た目を気にすることが多いような印象も受けます．ただし，**振戦型の経過は通常の PD の経過よりもかなり長い**ともいわれており，機能予後は無動・固縮型と比較して劣るとはいえないでしょう．

> ▶**MEMO　海外の振戦型症例**
> 国際学会などで見た海外の振戦型症例は，日本の症例と比較して相当振戦が強い症例もあり，一見すると『これは日本の PD とは違う病気か？』と思うこともあるくらいです．体格や筋肉量の違いなどが振戦の程度にも影響するのではと想像していますが，本当のところはわかりません．

② 無動・固縮型
□これに対し，**無動・固縮型**では無動・寡動などによる歩行障害などが当初からやや目立ち，**振戦型に比べると疾患自体の進行がやや早い**と感じています．固縮が強いと振戦はかえって出にくくなるのかもしれません．しかしながら，一般に抗パーキンソン剤（抗パ剤），特にレボドパ製剤の効果は，無動や固縮には効きやすいのですが，振戦に対しては今ひとつという感じがあります．振戦のコントロールを目標に薬物治療を行うと，過剰投与やジスキネジア誘発などの問題があるため注意が必要です．

> ### ⚠注意　PD 患者と PD 性格・抑うつ
>
> その他の注意すべき点としては，PD 患者では抑うつ状態や AAA（Apathy・Anxiety・Anhedonia）など 3 章で述べたような PD 性格がしばしば認められますが，なかには運動症状発現後もこれらの精神症状が非常に目立つ症例があります．客観的に見ると運動症状は重篤ではなく，臨床病期としては明らかに早期であっても，外来に来るたびに『良くないです，今日が一番調子悪いです』と訴えるのです．言われるがままに抗パ剤を増量しても思うような効果が得られず（運動症状は強くないから当然ですが），下手をすると副作用に悩まされてしまう結果となってしまいます．このような場合，運動症状への対応も当然必要ですが，むしろ精神症状などに対して抗不安剤や抗うつ剤を適宜使用することも考慮すべきです．

2）Hoehn-Yahr 重症度（H-Y）の臨床病期ごとの症状

① H-Y 1 度

☐ H-Y 1 度は，片側性パーキンソニズム hemiparkinsonism といわれるように，症状は片側性で**健側の手足などには基本的に症状を認めません**．この時点では，かかりつけ医が片側の運動症状を脳卒中などの症状と判断してしまうことがあっても不思議ではないでしょう．症状が進行してくると，初診時にはみられないかごく軽度であった三徴の他の症状が病側に少しずつ目立つようになってきます．

② H-Y 2 度

☐ もう一段階症状が進み，H-Y 1 度から 2 度となったときの最も大きな変化は，**症状が一側性から両側性になる**ことです．片足だけのすり足歩行が両足ともすり足になり，さらに小刻みが目立つという状態となってきます．同時に歩行時の腕の振りも両側とも小さく，あるいは全く振らなくなってしまいます．ただし，両側性になるとはいっても，よく見ると振戦の程度，筋固縮，歩行時の腕振りの大きさなどで左右差は認めますし，この左右差は末期に至っても認められるものです．

③ H-Y 3 度

❏ さらに症状が進行し，H-Y 3 度が中期ということになるでしょうか．定義上，H-Y 3 度は姿勢反射障害が出現するときであり，**立ち直り反射が消失するため歩行時などにバランスを崩して倒れやすく（易転倒性）なってきます**．また，この頃になるとすくみ足もさらに目立つようになり，特に狭いところを通り抜けるときなど，足がすくんでしまう・著明な小刻みになる，などの症状が出てくるようになります．転倒のリスクを避けるため，ドアなどを通り抜けるときは大きく開け放つ必要があります．**前傾前屈などの姿勢異常も目立つようになってきます**し，治療歴が長くなってくると **on-off や wearing-off などの運動合併症も認められるようになります**[3]．

④ H-Y 4 度

❏ H-Y 4 度になると，**日常生活，例えば歩行などでもある程度の介助を必要とするようになります**が，寝たきり状態にはまだ至っておりません．だいたい同じ頃から，**認知症や幻覚・妄想，睡眠発作や著明な起立性低血圧などの非運動性症状も出現してくるようになり**，医療以外の生活介護なども必要となってきます．

⑤ H-Y5 度

❏ H-Y5 度になると，介助がないとほぼ一日中寝たきり状態であり，食事や排泄も常時人手を介するようになります．PD が進行してくると，**約 80% の患者に認知症 Parkinson's disease with dementia（PDD）が出現**するともいわれており，認知症や精神症状の悪化などのため，あるいは薬剤の治療効果の減弱のためにそれまでの**内服薬を調整（減量ないしは中止）**せざるをえない状況になってくることも多く認められます．Yoritaka らによれば，胃管栄養までの平均年数は 16.0 ± 9.4 年とされていますが[3]，あくまでこれは平均的期間であり，現状では発症後 20 年経過していても外来へ自力歩行して通院してくる患者も少なからずみられます．PD 患者の平均年齢は健常人よりもわずかに短い程度とされており，**現在では PD に**

罹患していてもほぼ天寿を全うできるケースも十分ある と考えるべきです．

2 PDのhoneymoon period（蜜月期）

☐ 発症後早期の初期治療の間，しばらく（発症後3〜5年程度）は誰が治療しても治療に良く反応する時期が続くことから"**honeymoon period（蜜月期）**"と呼ばれています．

☐ これは**図2**に示すように，初期PDでは"therapeutic window（治療域）"が十分広いからと説明されています．レボドパ投与量が大まかでも，1日3回程度の投与で血中濃度がほぼ治療域内に収まるため，効果はほぼ1日持続すると考えられます．また，ドパミン細胞も減少しているとはいえ，まだ相当数は残存していますので，レボドパに対する反応性も十分残っており，少量投与でも十分に反応することもできるのでしょう．

☐ ところが，病期が進行すると，たとえレボドパの血中濃度の推移（**図2**のサインカーブ）がそれまでと同じだったとしても，このtherapeutic

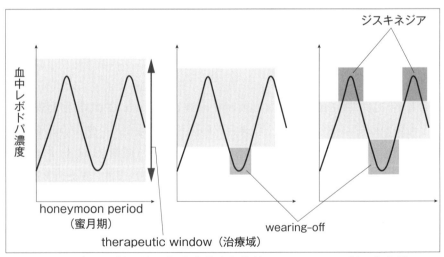

図2　レボドパ（ドパミン）血中濃度と薬効・wearing-off・ジスキネジア

window（治療域）が次第に狭くなってきてしまいます．
- 治療域から上方へ overshoot するとレボドパが効きすぎてジスキネジアなどの不随意運動（運動過剰）が起き，下方へ外れると効果が発揮できないために無動・寡動をきたしてしまいます．
- ドパミン血中濃度を維持するためには，レボドパの総投与量を増やして血中濃度を上昇させる必要が出てくるのですが，1回あたりの服用量を増量すると，血中濃度が上がりすぎてしまいます．そこで，**1回投与量は増量せず，むしろ減量したうえで頻回投与とし，血中濃度を therapeutic window の範囲内で維持できるようにする工夫が必要**となってくるのです．ここが **PD 治療のテクニックの見せどころ**でもあります．1回分のレボドパ服用量を 50〜75 mg にすることもあり，服用回数を1時間〜2時間ごとにするなど（1日あたり8回〜十数回のレボドパ製剤内服）の処置を必要とする症例も出現してきます．
- このように進行期 PD に関しては，特にレボドパ製剤の投与についてテーラーメイドの薬剤量・投与回数の設定が必要とされるため，分2，分3と投与回数がほぼ固定している消化器・循環器系の薬剤との違いで戸惑う方が多いのではないかと思われます．1回投与量を多くしてしまうと，血中濃度が therapeutic window より上昇してしまい，peak-dose dyskinesia が出現するおそれがあります．

> **MEMO　施設入所と抗パ剤処方**
>
> 介護施設などでは，これは特に重要な問題であり，『薬の服用回数が多いので内服介助が大変です．食後3回にまとめて下さい』と言われることがあるのですが，処方する側からするとそれなりの理由があっての服薬方法ですし，『なんとかならんのかなぁ』というのが率直な感想です．その前に高価な薬剤を継続することもまずできないという問題もあるのですが……．

- レボドパで治療を開始する場合，副作用を心配するあまりに under-treatment になってしまうことにも注意が必要です．**レボドパの総投与量のみを気にしている向きもありますが，患者の体重などの要素も注意すべきで**

しょう．40 kg の 75 歳女性と，100 kg の 55 歳男性では，同量のレボドパ製剤を投与しても血中濃度にはかなり差が出ると思われますので，症例によってはレボドパの 1 回投与量を増量することもありえます．

☐ レボドパ製剤 4 mg/kg 体重以上の投与でジスキネジアの発現リスクが高くなる[4]ともいわれており，血中濃度のモニタリングを行って therapeutic window 内に収まるような投与量・投与回数を考慮できれば，理想的な治療に近づくのかもしれません．

💡コツ 比較的若年の患者への処方

ガイドラインには，比較的若年（おおよそ 70 歳未満）の PD ではアゴニストの投与から開始し……と記載されていますが，患者の状況によっては若年でもレボドパ製剤投与を考慮せざるをえないときも当然ありえます．アゴニストのみでコントロール困難な比較的若年の患者については，筆者は少量レボドパ製剤とアゴニストの組み合わせで加療することもしばしば行っています．

☐ レボドパ製剤投与量とその効果/副作用（運動症状）について，エビデンスレベルの高い臨床研究として知られているのが，いわゆる ELL-DOPA Study[5] です．この報告では，初期 PD に対して，レボドパ/カルビドパ製剤をプラセボ，150 mg/日，300 mg/日，600 mg/日の 4 群に分けて 40 週投与し，その後 2 週間で薬剤を中止後，投与前と 42 週後のパーキンソン病統一スケール（UPDRS）などを比較しています．

☐ ELL-DOPA Study については，『**レボドパ製剤投与量が多いと，wearing-off やジスキネジアなどの運動合併症などが起こりやすくなる**』という結果のほうがよく知られていると思われますが，見方を変えると，高用量で治療を行った群が治療効果は最も良く，休薬後の症状悪化もプラセボと比較してごく軽度でした．このことから，**レボドパ製剤は PD 進行を抑制する作用があると考える人もおり，病態の進行抑制効果が示唆されるとの意見もあります**．

☐ **レボドパ製剤は正に諸刃の剣と言える薬剤**であり，開発後 50 年近く経った現在でも，上手く使えば PD 治療に対して非常に有用であることに変わ

りはありません．この点を踏まえ，他の薬剤との組み合わせで十分な効果をもたらし，副作用を極力減らせるように努力することが必要とされるのです．

3 かかりつけ医で診るか，専門医が診るか？〜かかりつけ医と専門医の連携（図3）

1 病診連携のあり方

☐ PDに限らず患者の大病院志向は以前から何かと話題になっており，半ば社会問題化している感もあります．中核病院で地域支援病院となっている施設ではどこも同様の状況だと思いますが，**紹介率・逆紹介率を一定以上維持することが地域医療支援病院の要件**となっております．

☐ 紹介された患者を診療し，入院治療なり外来治療なりで症状が安定し，今後の治療方針がはっきりしたら，かかりつけ医に逆紹介することで，大病院で患者をため込むことなく，外来診療を適切な数で行うことにより，『3時間待って3分の診察』ということもなくなってくるだろうということです．**かかりつけ医と病院勤務医とが互いに連携を保ち，患者の診療に当たることが医療の効率化にも役立つ**ものと考えます．

☐ PDの治療も例外ではなく，専門医とかかりつけ医の連携をうまく保つことが患者の利便性の向上にも役立つと考えています．かかりつけ医にとって，『**パーキンソン病ではないだろうか？**』と疑うことや，『**本当にパーキンソン病で良いのだろうか？**』という疑問が日常診療の中でしばしば湧いてくることでしょう．診療ガイドラインで述べられている治療とは，その疾患に関する標準的・基本的治療ではありますが，決して金科玉条ではなく症例に応じて適宜調整すべきだと筆者は考えています．

☐ 診断から治療に至る過程が非常に詳細に規定されている疾患では，例えば悪性新生物であれば，その組織型・病変の広がり・場合によっては遺伝子学的検索なども治療の前段階として精査することが必要となります．ガイドラインを順守することで全国どこの医療機関（必要な設備なども条件と

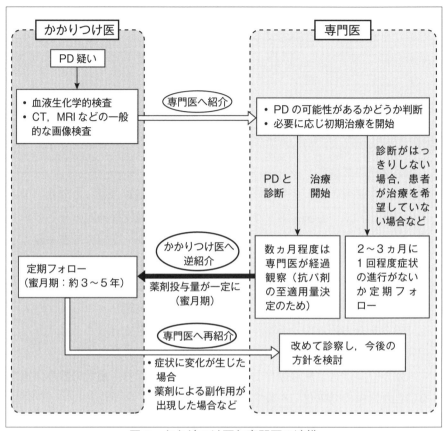

図3 かかりつけ医と専門医の連携

はなりますが……）でも同等の治療を受けることが可能になりますが，これは表現形式が均一な疾患についていえることです．
- PDの場合は，施設によっては核医学検査（ダットスキャン，MIBG心筋シンチなど）も診断の一助として行うことは可能ですが，これらを利用したとしても，悪性新生物のように組織生検を行うわけにもいかず，確定診断を下すことはできません．
- 人により症状のバリエーションが大きなPDという疾患群を診断するためには，**臨床経過と臨床症状・薬剤の反応などに重きを置くべき**です．ダッ

4章 初期〜中期にかけてのパーキンソン病

トスキャンやMIBG心筋シンチなどでPDの疑いが濃厚となったとしても，その後の治療は症例により必ず違いがあるものです．

2 PDにおける病診連携

□そのような状況でのPDにおける病診連携のあり方を少し考えてみましょう．

1）かかりつけ医がPDを疑った場合（専門医への紹介）

□初診の患者でPDを疑ったとき，かかりつけ医でまず薬を出してしばらく様子をみる，という方法も当然ありますが，神経内科専門医としては，**PDを疑った時点で一度神経内科へご紹介いただき，PDの可能性があるかどうかを判断してもらい，必要に応じて神経内科医がまず初期治療を開始してみる**，というのが良いのではないかと思っております．

□診断がまだはっきりしない，あるいは患者が治療をまだ希望していない，などの理由から，専門医としても経過観察だけとなることも当然ありえますが，その場合でも，**例えば2〜3ヵ月に1度程度であっても，症状の進行がないかどうか専門医による定期フォローはやはり必要である**といえます．特に比較的若年発症の場合，ガイドラインでも推奨されているアゴニスト（特に非麦角系アゴニスト）は高価なものが多いため，**治療費に関しても専門医受診の時点で十分説明し，納得していただく必要がある**と考えます．

2）専門医がPDと診断し，薬剤投与量が一定となった場合（かかりつけ医への逆紹介）

□PDと診断した場合，内服薬の投与を開始するときには，**一度に常用量を処方することはできません．**常用量として薬剤の本などに書いてある量をいきなり処方すると，嘔気・嘔吐や眠気など，**副作用ばかり出てしまい，患者は『もう絶対飲まない！』と今後の治療を拒否してしまうこともあり**えるのです．

□抗パ剤を投与開始したときは，**症状の変化・効果などに留意しつつ，徐々に増量して至適用量を決定する**必要があります．そのためには**最低数ヵ月の間は専門医が経過を見るべき**でしょう．
□治療開始後，薬剤投与量が一定となれば，その後数年間（3～5年程度と思われます）は治療内容を大きく変更することなく投薬を続けて経過を見ていくことが可能な時期（honeymoon period）ですので，この期間内であればかかりつけ医での定期フォローが十分可能であると考えます．

3）症状に変化，薬剤による副作用出現の場合（専門医への再紹介）

□**症状に変化が生じたときや，薬剤による副作用が出現したときは，専門医へ再紹介**していただき，改めて診察して今後の方針を検討する必要が出てきます．
□病診連携をスムースに行うためには，専門医側も，患者に対して『かかりつけは〇〇先生だから，ここにはもう来なくていいよ』という態度ではなく，『**この病気について変わったこと，心配なことがあったら，そのときはまずかかりつけ医の先生に相談して，必要あれば紹介状を書いてもらってまた来て下さいね**』とよく説明しておくことが重要だと思います．クリニックの非専門医の先生方には，疾患のことなどでわからないこと・疑問点などがあれば，気楽に尋ねていただけるよう，垣根を低くすることが専門医にとって最も必要なことであろうと思います．

- PD は全経過が数十年にもわたる,きわめて経過の緩徐な進行性疾患である.非運動症状のみを呈する時期を経て運動症状が発現してくるが,そのずっと以前から病理学的な変化は徐々に出現していると考えられる.運動症状発症前の PD 診断は一般的な方法では不可能.
- 発症後しばらくの間は"honeymoon period(蜜月期)"と呼ばれる,治療に良く反応する時期がみられるが,それを過ぎて進行期に入ってくると,運動合併症などが出現し,コントロールが次第に困難になってくる時期に入る.
- PD およびパーキンソン関連疾患の鑑別診断のためには,臨床症状・経過や薬剤に対する反応などをきちんと評価することが必要で,特殊な画像検査(ダットスキャン,MIBG 心筋シンチなど)は専門医が必要に応じて施行すべきものと考えられる.一般内科医がパーキンソン症状を疑う患者を見たときは,運動症状だけでなく非運動症状の有無も確認する.
- かかりつけ医が PD を疑う患者を見たとき,専門医への紹介を躊躇する必要はない.専門医で初期治療が決定したら,"honeymoon period(蜜月期)"の間はかかりつけ医で治療を継続することも十分可能.症状に変化があったりしたら,その時点で再紹介などを考慮するようにする.

■ 文 献

1) 厚生労働省:平成 27 年 1 月 1 日施行の指定難病(新規).(http://www.mhlw.go.jp/stf/seisakunitsuite/bunya/0000062437.html)
2) Orimo S, et al:^{123}I-MIBG myocardial scintigraphy for differentiating Parkinson's disease from other neurodegenerative parkinsonism:a systematic review and meta-analysis. Parkinsonism Relat Disord 18:494-500, 2011
3) Yoritaka A, et al:Motor and non-motor symptoms of 1453 patients with Parkinson's disease: prevalence and risks. Parkinsonism Relat Disord 19:725-731, 2013
4) Olanow CW, et al:Factors predictive of the development of Levodopa-induced dyskinesia and wearing-off in Parkinson's disease. Mov Disord 28:1064-1071, 2013
5) The Parkinson Study Group:Levodopa and the progression of Parkinson's disease. N Eng J Med 351:2498-508, 2004

COLUMN

初期のパーキンソン病を疑うときとは？

　初期のPD患者，特に振戦が目立たない固縮・無動型PDの訴えとしては，例えば『腰が重い，歩くのが手間になってきた』など，運動症状が典型的ではないこともしばしばあり，内科系ではなく整形外科をまず受診し，PDを見た経験のある整形外科の先生だと，このような患者を『パーキンソン病の可能性があるのではないでしょうか？』と，紹介していただくことも少なからずあります．高齢者でもともと腰が曲がっている人は別ですが，中年で『最近何となく体の動きが悪い，足腰も痛いように思う』という訴えがあり，レントゲン写真で骨の変化がないときなどには，PDの可能性も頭の片隅に置き，必要に応じて神経内科専門医へ紹介することを考慮していただければと思います．

　典型的な振戦がないときには，筋固縮を調べてみるといっても，慣れていないと判断は結構難しいだろうと思いますので，このようなときには歩行の様子を注意深く観察することがPDを疑う第一歩となってきます．

①歩くのがゆっくりになった
②歩くときに足が十分上がらない，何となくすり足になってきて大股で歩けない
③腕の振りが小さくなった（片側のことも，両側のこともある）
④姿勢が少し前に傾いている

　上記症状が少しずつ目立つようになってきた患者を見たときは，PDも診断として思い浮かべるようにしてみましょう．

5章
パーキンソン病治療のポイント

イントロダクション

　パーキンソン病治療の基本は薬物療法です．この章ではパーキンソン病に対する古典的な薬剤や，現在ガイドラインなどで治療の中心となっている薬剤について，それぞれの特徴や主な副作用などにつき解説を加えていきます．抗パ剤は種類も多くその副作用も複雑で，覚えるのは大変かとは思いますが，パーキンソン病の経過をきちんと把握し，今後の治療にも役立つように記載しています．そのうえで，処方の組み立てについても自験例を紹介して触れてみたいと思います．さらに，進行期パーキンソン病に対する治療としての外科療法や，リハビリ療法についても触れましたので，治療の際の参考としていただければと思います．特殊な合併症としての悪性症候群にも気をつけるようにしましょう．

1 薬物治療

1 古典的薬剤
1) 抗コリン剤

□ パーキンソン病（PD）治療に抗コリン剤[1]を用いることはCharcotの時代から指摘されていましたが，現在の抗コリン剤の代表である**トリヘキシフェニジル**は，1949年にCuninghamらにより新しい合成副交感神経遮断薬として紹介されたことに始まります．抗コリン剤は線条体のコリン作動性神経終末部位に作用し，**アセチルコリン受容体でのアセチルコリンの取り込みを阻害**します．

□ PDでの抗コリン剤の使用は，**ドパミン系とアセチルコリン系のバランス説（図1）**に基づきます．生理的にドパミン神経は，持続的に線条体介在アセチルコリンニューロンを抑制しており，パーキンソン病患者ではアセチルコリンニューロンの脱抑制によりアセチルコリン系が相対的に優位になったと考えられています．そのアセチルコリン系神経の作用を，抗コリン剤を用いることで抑制し，ドパミン神経とバランスを保つことでPDの運動症状を改善するとされています．

□『パーキンソン病治療ガイドライン2011』でも，『抗コリン剤はパーキンソン病の振戦を含めた全般症状を改善しうるが，その使用法についての指針は導き出せていない』とされており，古くからの薬剤であるがゆえにエビデンスレベルの高い報告も見当たらないようです．

□ 古くは1971年の平山らの報告[2]で，トリヘキシフェニジルの効果は，振戦に対するよりもむしろ筋固縮・無動に対する改善率のほうが高いとされていますが，実臨床の場では，抗コリン剤は振戦に対して処方されることが多いように思われます．

□ しかしながら，**抗コリン剤は末梢性/中枢性のいずれにおいても副作用を生じる**ことが知られており，末梢性の副作用は抗ムスカリン作用によるものとされ，その症状としては**散瞳・口渇・食思不振・頻脈・便秘・イレウス・尿閉・陰萎**など，多彩なものが挙げられます．中枢性の副作用で特に

5章 パーキンソン病治療のポイント

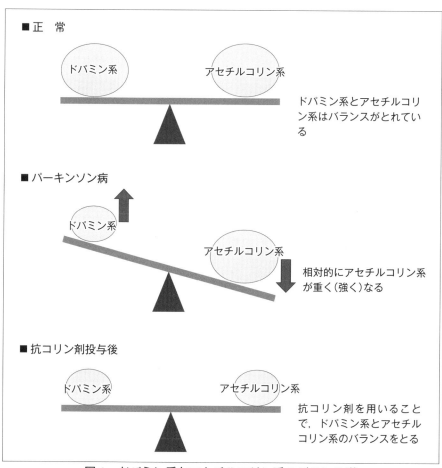

図1 ドパミン系とアセチルコリン系のバランス説

高齢者において問題となるのは,認知機能の悪化であるといえます.抗コリン剤で実行機能・近似記憶が早期に障害を受けるともいわれており,さらにはせん妄などもきたす可能性があります.このため,特に**高齢者には新たに抗コリン剤投与を開始することは極力避けたほうがよい**と考えますが,以前から抗コリン剤を服用している人のなかには,抗コリン剤を中止することで振戦の悪化など調子が悪くなるという人もおり,副作用を説明

し十分留意して必要最小限の量で継続するか，抗コリン剤を中止して他の薬剤を調整するか，どこかで検討する必要があるでしょう．ガイドラインで積極的使用とはなっておりませんが，若年発症で振戦が主体であり，早期の患者に対しては，初期に単独で使うこともありえますし，アゴニストとの併用を考慮してもよいと思われます．

2) アマンタジン

☐ 抗コリン剤と同様，古典的薬剤としてアマンタジンがあります．

☐ これは NMDA 受容体の拮抗薬であり，**元はインフルエンザに対する抗ウイルス剤**として開発されましたが，ドパミン放出を促すとされ抗 PD 作用があることから，1975 年にパーキンソン症候群に対する適応症が認められ販売開始となりました．

☐ 最近になり A 型インフルエンザに対しての適応も追加（というよりは復活）しましたが，耐性ウイルスを作りやすいといわれており，インフルエンザ治療薬としては用いるべきではないとの米 CDC の勧告があります（『パーキンソン病治療ガイドライン 2011』）．

☐ アマンタジンは**脳梗塞後遺症による意欲低下**や，**脳血管性パーキンソニズム**に対して（他に適切な薬剤があまりないこともありますが）用いられることも多く，個人差はありますがそれなりの効果を認められます．以前は初期 PD に対してまずはアマンタジンから投与を開始する，ということも少なからずありましたが，**現在では初期 PD に対しての積極的投与は推奨されていません**．ドパミン神経終末が比較的残存している初期 PD では，ドパミン放出を促すという薬理作用からアマンタジンの効果も期待できるように思われますが，アマンタジンの副作用として，**幻覚などの精神症状を比較的起こしやすい**ことが知られています．また，進行期になるとアマンタジンの抗 PD 作用はさらに低下し，精神症状などの副作用が起こりやすくなってきます．

☐ 脳梗塞後遺症での意欲低下に対して効果がある，ということは，『神経活動を活発にする』ともいえ，『**元気になりすぎた**』ために幻覚などが出現

すると考えると理解しやすいでしょう．

☐ パーキンソン病治療ガイドラインには『初期 PD にはおそらく有効だが，進行期 PD では十分なエビデンスがなく判定不能』とされているように，**パーキンソニズムに対しての効果としては進行期 PD では期待できません．**

☐ アマンタジンを進行期 PD に対して積極的に用いる場面としては，**運動系合併症として出現してきたジスキネジアを抑制する目的での使用**であると思われます．進行期 PD のジスキネジア抑制目的では 200〜300 mg／日の投与が必要と考えられており，脳梗塞後遺症などで一般的に用いられる（150 mg／日程度）よりも多めであるため，幻覚などの副作用の発現にはやはり注意する必要があります．また，**効果持続は 8 ヵ月程度と考えられている**ようですが，効果を認めかつ副作用の問題がなければ，それ以上長期にわたって使用しても問題はないと考えるものの，**効果が認められない場合はその時点で中止すべきでしょう．**

☐ 幻覚以外にもいくつか注意すべき副作用をアマンタジンで生じることがあります．筆者が以前経験したものでは，**アマンタジンの中断により悪性症候群**（89 頁参照）**を呈した例**[3] もあります．また，近年，アマンタジンによる横紋筋融解の 1 例報告があったことから，重大副作用として追加[4]されています．

2 ドパミン系薬剤

1) レボドパ製剤

☐ さて，PD の一般的な薬物治療について説明していきたいと思います．『パーキンソン病治療ガイドライン 2011』にも基本方針は記載してありますが，一般内科など神経内科専門医以外の方にとっては，『ガイドライン』を読んだからといって簡単に対応できる，というものではありません．他の疾患でも同じことがいえるでしょうが，**PD 治療というのは，いわば『テーラーメイド治療』**であり，それぞれの症例の特性に合わせた治療ストラテジーを展開する必要があるといえます．ここではまず初めにレボド

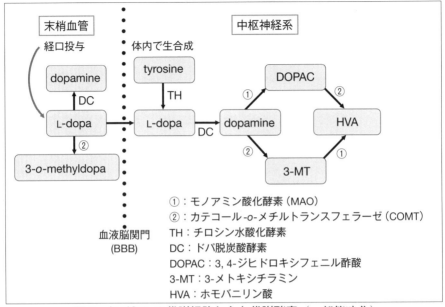

図2 ドパミンの代謝経路と主な代謝酵素（一部簡略化）

パ製剤について述べていきたいと思います．

☐ ドパミンはカテコラミンの一種であり，体内に豊富にある L-tyrosine から，テトラヒドロビオプテリンを補酵素としてレボドパへと生合成され，その後レボドパはドパ脱炭酸酵素（AADC）の働きでドパミンに変換されます．その後は最終的にアドレナリン→ノルアドレナリンへと変換されていきます（**図2**）．PD では黒質緻密層のドパミン細胞が変性脱落し，黒質と線条体でのドパミン濃度が低くなっていますが，ドパミンを点滴などで投与しても，血液脳関門 blood-brain barrier（BBB）を通過することができず，神経伝達物質としての役割を果たすことはできません．

☐ 血管内に投与した場合は，低濃度で D_1 受容体に作用し血管拡張，高濃度では β_1 受容体に作用して心拍出量・心収縮力を高める強心剤として働きます．さらに高濃度で投与すると，α_1 受容体に作用して血管平滑筋を収縮させて血圧を上昇させます．中枢神経系に作用させるには，**ドパミンの**

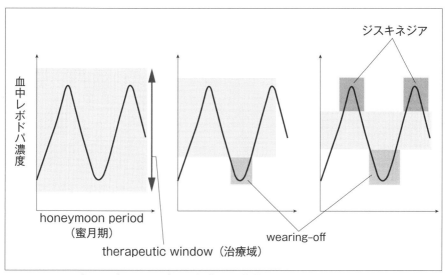

図3 レボドパ（ドパミン）血中濃度と薬効・wearing-off・ジスキネジア

前駆体であるレボドパでないと BBB を通過できないのです．中枢でのドパミン受容体は，$D_1 \sim D_5$ の5つがあり，抗パーキンソン作用は主に D_1，D_2 に対する作用であるとされています．D_3 受容体刺激とドパミン調節異常症候群 dopamine dysregulation syndrome（DDS）との関係も取りざたされており，**必要以上にドパミン受容体を刺激してしまうことは避けるべき**と思われます．

☐ 不足しているドパミンを補充するので，レボドパ製剤投与は生理的条件に最も近いのでは？ と考えてしまうかもしれませんが，内因性ドパミンと外因性の最も大きな違いは，その血中濃度の推移だと考えられます．

☐ 内服した場合，血中濃度は1時間程度でピークとなり，その後血中半減期は低下し，2時間ほどでピークの半分程度になります．内服すると再度血中濃度は上昇する，の繰り返しとなりますが，**この繰り返す血中濃度の変動が後の運動合併症と関係している**と考えられています（図3）．

☐ 生理的状態では，ドパミンは一定量の基礎的分泌が行われ，運動などに素早く対応する必要があるときにごく短時間放出されますので，血中濃度の

変動はレボドパ製剤内服時とタイムスケールが全く異なると想像されます．

☐ レボドパ製剤は，Birkmayer と Hornykiewicz が 1960 年代に開発，George Cotzias らによって 1967 年に臨床応用されるようになりました[5]．脳内で減少しているのはドパミンですが，前述したようにドパミンそのものは経口摂取しても BBB を通過することができません．発売当初に PD 治療薬として使用されていたレボドパ単剤では吸収効率が悪く，消化管や血管内に存在する AADC によって脳内に到達する前にかなりの部分がドパミンに変換されてしまい，脳内へ移行する量がごくわずかとなってしまいます．

☐ そのため，レボドパ単剤では多量の薬剤を頻回に投与する必要があったのですが，1980 年代からはドパ脱炭酸酵素阻害剤 dopa decarboxylase inhibitor（DCI）との合剤にすることにより，レボドパを効率よく中枢神経系に移行させることができるようになりました．DCI にはカルビドパ carbidopa とベンゼラジド benserazide の 2 種類があり，レボドパ製剤の種類によってその配合比率が異なります．レボドパ 100 mg にベンゼラジド 25 mg が配合（4：1）されたのがマドパー®・イーシードパール®で，レボドパ 100 mg にカルビドパ 10 mg が配合（10：1）されたのがメネシット®・ネオドパストン®です．

☐ しかしながら，レボドパ製剤の長期投与が効果の減弱・消失をきたすことが早くから知られており，さらに wearing-off や on-off などの運動系合併症も高率に起こすため，現在のガイドラインでは若年者（約 70 歳以前の患者）に対してはドパミンアゴニストでの治療開始を推奨し，アゴニストの副作用が懸念される場合や，運動症状改善の必要性が高い場合などはレボドパで治療を開始する，とされています．

☐ **主観的および客観的な治療効果は，アゴニストよりもレボドパ製剤のほうが確実に高く**，高齢者などで QOL 維持のために速やかな治療効果を期待するときには，レボドパ製剤からの投与が推奨されています．

> **MEMO　メネシット®の商品名**
>
> メネシット®は日本での商品名ですが，海外ではSinemet®の名前で販売されています．Sin=without, emet=emesis（嘔気）というのが名前の由来になっているそうですが，日本では語呂が悪く『死ね』と聞こえてしまうために前後を入れ替えたようです．ちなみに，日本ではレボドパ：カルビドパ=10：1の製剤しか販売されていませんが，海外では4：1 (=10：2.5) の製剤も利用できるようです．4：1の製剤が使用できると，レボドパ/ベンゼラジド製剤との効果も比較でき，使い分けがもう少しできるようになるかもしれません．

2）ドパミンアゴニスト

☐ **ガイドライン上，70～75歳以下で認知機能に問題がない患者の場合，ドパミンアゴニストからの治療開始が推奨**されています．このドパミンアゴニストは，レボドパやドパミンとは構造が異なりますが，ドパミンと同様にドパミン受容体（主に D_1, D_2）を刺激してPD症状に対する治療効果を発揮します．

> **MEMO　ドパミンアゴニストについて**
>
> ドパミンアゴニストには，構造の違いにより麦角系と非麦角系に分けられます．それぞれに特徴的な副作用があるため，投与の際には注意が必要です．
> 1. 麦角系：ブロモクリプチン（パーロデル®），カベルゴリン（カバサール®），ペルゴリド（ペルマックス®）
>   副作用：消化器症状（嘔気・食思不振），種々の部位の線維化（心臓弁膜症など）
> 2. 非麦角系：プラミペキソール（ビ・シフロール®，ミラペックス®），ロピニロール（レキップ®），ロチゴチン（ニュープロパッチ®），（タリペキソール（ドミン®））
>   副作用：睡眠発作，日中の過度の眠気など
>   ※タリペキソール：眠気が強いためほとんど用いられなくなってきている．

☐ 麦角系・非麦角系を問わず，アゴニスト全般として，ジスキネジアなどの運動系合併症はレボドパ製剤よりも少ないとされています．しかしながら，その力価はレボドパ製剤よりも低く，初期PDに対してはそれなりの効果

も期待できますが，進行してくるとアゴニストのみではコントロールが困難となってくるのです．**アゴニストだけでは『パワーが足りない』と表現する人もいます**．

□また，以下に述べるように，アゴニストにもさまざまな副作用がありますので，治療薬それぞれの長所・短所をよく理解したうえで適切に選択し，場合によっては他の抗パ剤とうまく組み合わせて使用することが求められます．例えば，**専門的作業に従事しており，アゴニストによる眠気などが職務上問題となる場合，職業的運転手の場合，あるいは確実な運動症状の改善を職務上必要とする場合**などがこれに当てはまると思われます．

□**麦角系アゴニストは心臓弁膜症などの合併症を引き起こす可能性があるため第一選択としないようにされています**（使用する場合，年1回は心臓超音波検査を行う必要があります）が，若年者で仕事を持っている場合，自動車運転や危険業務などへの従事も十分考えられるため，麦角系か非麦角系か，あるいは早期からのレボドパ製剤も考慮すべきかの選択は，結構難しい問題でもあるのです．これには正解というのはなく，**患者ごとに条件を勘案して決定する必要がある**のです．

□麦角系・非麦角系アゴニストのいずれも，少量では効果が期待できない，あるいは患者が実感できないということがしばしばあり，ある程度までは増量しないとその効果は確認できないことが多いようです．第一選択としてアゴニストを用いる場合は，PD症状全般の改善を期待してですが，レボドパ製剤投与時の追加処方としてのアゴニストは，wearing-offなどの運動症状が問題となるときに開始することが多いと思われます．副作用と効果のバランスを常に勘案しつつ，投与量を決定する必要があるでしょう．

□もう一つの問題点は，特に非麦角系アゴニストはまだジェネリック製品も少ないこともあり，**薬価が非常に高価**であるということです（**表1**）．特にレボドパ製剤と，最近使用されるようになった非麦角系アゴニストとの薬価の違いが**表1**を見ていただければわかると思います．薬価が安いからといって，どんな患者に対してもレボドパ製剤をメインに使うことは，先ほど述べたように運動系合併症などの問題のため，望ましい処方とはいえないのです．

表1 抗パーキンソン剤の薬価（2016年6月現在）

	一般名	商品名	薬価（円）
非麦角系アゴニスト（徐放剤のみ記載）	ロピニロール	レキップCR 2 mg レキップCR 8 mg	281.20 966.00
	プラミペキソール	ミラペックスLA 0.375 mg ミラペックスLA 1.5 mg	155.50 533.70
	ロチゴチン	ニュープロパッチ 2.25 mg ニュープロパッチ 18 mg	278.00 1,017.20
麦角系アゴニスト	ブロモクリプチン	パーロデル 2.5 mg 後発品	99.40 18〜
	ペルゴリド	ペルマックス 250μg 後発品	188.40 88.10〜
	カベルゴリン	カバサール 1 mg 後発品	245.50 155.00
	アポモルフィン	アポカイン皮下注 30 mg/筒	7,766.00
アゴニスト以外	セレギリン	エフピーOD 2.5 mg	313.40
	エンタカポン	コムタン 100 mg 後発品	217.30 92.00
非ドパミン系	ゾニサミド	トレリーフ 25 mg	1,115.90
	イストラデフィリン	ノウリアスト 20 mg	782.40
レボドパ製剤	レボドパ/カルビドパ	ネオドパストン 100 mg など 後発品	31.00 11.6
	レボドパ/ベンゼラジド	イーシードパールなど （後発品なし）	29.60〜

3) 麦角系アゴニスト

□麦角系アゴニストは，元は麦角アルカロイドと呼ばれる天然成分由来の物質から作られました．麦角 ergot とは，ライ麦などの種子に麦角菌が寄生してできる，硬い鰹節のような菌核となったものを指します．これから作られたものに片頭痛の薬としてかつて使用された ergotamine があります．

□麦角系アゴニストは非麦角系よりも早くから，1980年代頃（ブロモクリ

プチンは1979年から販売）に開発が進み90年代から臨床の場で使用されるようになってきました．ブロモクリプチン（パーロデル®）やペルゴリド（ペルマックス®）は最低でも1日3回程度の内服を必要としますが，カベルゴリン（カバサール®）は1日1回投与の薬剤であり，**持続性ドパミン刺激（CDS）**の理念をいち早く取り入れていたともいえ，その点では先見の明があったといえるでしょう．

◻ しかしながら，**麦角系アゴニスト共通の副作用として，消化器症状や心臓弁膜症・後腹膜線維症など，さまざまな部位の線維化をきたす**ことが知られるようになり，アゴニストを使用する場合には非麦角系からの投与が推奨されるようになったのです．

◻ 麦角系アゴニストはセロトニン$5HT_{2B}$受容体に親和性を持つとされ，この受容体を刺激することで弁の線維化などが起こると考えられており，特にカベルゴリンでの弁膜症の報告が複数みられます．報告は投与数から考えると少数ではあるのですが，無視できない副作用であるため，麦角系アゴニストを投与されている患者では，**年に一度くらいの割合で定期的に心エコー検査を行う必要**がありますし，**最近では第一選択薬として選ばれることはほとんどない**と思われます．

4）非麦角系アゴニスト

◻ 非麦角系アゴニストには，タリペキソール（ドミン®），プラミペキソール（ビ・シフロール®（速放錠）/ミラペックス®（徐放錠）），ロピニロール（レキップ®（速放錠）/レキップCR®（徐放錠）），ロチゴチン（ニュープロパッチ®）があります．

💡コツ　タリペキソールの使い方

タリペキソールはその眠気のため，日中に服用することが非常に難しく最近ではほとんど処方されなくなってきましたが，これを逆手にとって，睡眠導入剤代わりの意味も込めて眠る前に内服し，夜間トイレに起きたときなどにも効果の持続を期待するような使い方をすることもあります．朝起床時に眠気が残るようであれば，投与量を調整する必要があります．

- プラミペキソール・ロピニロールはいずれも速放錠と徐放錠があり，最近では，血中濃度の変動を押さえて CDS を実現するために，徐放錠の 1 日 1 回投与が主流になってきています．
- 麦角系に対し，非麦角系アゴニストは**心臓弁膜症などの副作用は少ない**と考えられています．しかしながら**睡眠発作や日中の過度の眠気などの副作用を認める**ことがしばしばあり，衝動制御障害は非麦角系のプラミペキソールで多いのではないかとの意見もあるため注意が必要です．
- ロチゴチンは海外では経口剤がありますが，わが国では副作用のため経口剤は導入されず，代わりに経皮吸収の徐放剤（ニュープロパッチ®）が発売されました．経口剤よりもさらに CDS の概念に適合した薬剤であり，ほぼ 24 時間にわたって効果が持続するとされています．副作用としては他の非麦角系アゴニストと共通する点がありますが，経皮吸収剤であるため，比較的**皮膚の局所症状（かゆみ，発赤など）**が起こりやすく，抗認知症薬であるアセチルコリンエステラーゼ阻害剤のリバスチグミン（イクセロン®/リバスタッチ®）と同様に，ヘパリン類似物質（ヒルドイド®軟膏・ローション）などの塗布と，毎回の貼り替えによる**皮膚の保護処置が必要**です．貼付剤では血中濃度の変化が小さく抑えられるため，抗パ作用の安定した底上げ効果が期待できるように思います．

> 💡 **コツ　ニュープロパッチ® の使い方**
>
> 通常は夜，入浴前後で貼り替え・皮膚ケアを行いますので，夜間トイレに起きたときに動きが悪いというような off 症状に対しても効果が期待できるでしょう．万が一，ジスキネジアなどの副作用が出現した場合でも，その時点で剥がすことで血中濃度は速やかに低下しますので，副作用を回避することができます．

5）MAO-B 阻害剤（セレギリン：エフピー®）

- ドパミンの代謝酵素として主なものには，モノアミン酸化酵素 monoamine oxidase（MAO）とカテコール-o-メチルトランスフェラーゼ catechol-o-methyltransferase（COMT）の 2 つの酵素があります（**図 2**）．

☐ MAO-B を阻害することにより，脳内ドパミン濃度を上げることができるとされており，MAO-B 阻害剤としてわが国ではセレギリン（エフピー®）が用いられています．海外では MAO-B 阻害薬として rasagiline も用いられていますが，わが国ではまだ販売されておりません（将来利用できるようになる可能性はあります）．

> **▶MEMO　MAO-B 阻害剤（セレギリン）との併用禁忌薬（代表的なもの）**
> 1．ペチジン（オピスタン®），トラマドール（トラマール®）
> 2．三環系抗うつ薬：アミトリプチリン（トリプタノール®）など
> 3．四環系抗うつ薬：ミアンセリン（テトラミド®）
> 4．SSRI：フルボキサミン（ルボックス®），パロキセチン（パキシル®），
> 　　　　セルトラリン（ジェイゾロフト®）など
> 5．SNRI：ミルナシプラン（トレドミン®），デュロキセチン（サインバルタ®）
> 　　　　など

☐ セレギリンは，かつてデプレニル®の名前で抗うつ薬として使用されたことがありますが，現在の適応は PD のみとなっております．また，添付文書上は投与条件としてレボドパ製剤との併用が条件と記載されていますが，**最近になり単独投与も認められる**ようになり，初期 PD に対してセレギリンのみの投与も可能です．

☐ ただ，アゴニストと同様，**抗パーキンソン効果は弱いため**，セレギリンのみで長期間 PD をコントロールすることはかなり困難でしょう．元が抗うつ薬ですので，PD に伴って抑うつ症状を呈している患者に対しての投与はより効果的かもしれません．注意すべきは，**抗うつ薬（三環系，SSRI，SNRI，NaSSA など）との併用は禁忌**となっていますので，これらの薬剤を投与するときには**セレギリンの中止後 14 日間程度間隔を空ける必要があります．**

> ⚠️ **注意　セレギリンの海外への携行**
>
> セレギリンは覚醒剤原料を包含するため，『覚醒剤取締法』により海外旅行に際しての携行はできないことに注意して下さい．こっそり持ち出しても，税関で見つけられれば没収されてしまうと思われますので，海外旅行前には休薬し，症状が変動するようであれば他の薬剤を用いて調整しておく必要があります．その場合には時間的余裕が必要ですので，患者にも早めに伝えてもらうよう，日頃から話しをしておきましょう

6）COMT阻害剤（エンタカポン：コムタン®）

☐ MAO-B阻害剤と同様，ドパミン代謝の下流に位置する酵素であり，**レボドパの半減期を延長して効果持続時間を伸ばす作用**があり，wearing-offのある患者に対してon時間を延長する効果があるとされています．同じCOMT阻害剤としては，以前トルカポンという薬剤も治験が行われましたが，重篤な肝障害のためにわが国での承認は見送られました．アメリカなど海外では，2週に一度の肝機能検査を義務づけられて使用が許可になっているようですが，日本への再導入はまずないでしょう．

☐ セレギリンでは初期PDからの投与が可能なのに対し，エンタカポンは少なくとも300mg/日のレボドパ製剤との併用が必須となっています．その効果から，**wearing-offのある患者が対象となり，単独投与は適応外**ですので気をつけなければなりません．通常，レボドパ製剤内服時に同時投与となっていますので，1回の服用の錠数と手間を軽減する目的で，レボドパ/カルビドパ（メネシット®）との合剤となった薬剤（スタレボ®）も保険適用となっています．錠数は少なくなりますが，長径が11.6mm（スタレボL50）～13.0mm（スタレボ®L100）と**錠剤がやや大きめなため，嚥下機能の低下している患者は注意**すべきです．

☐ エンタカポンにはレボドパ製剤の効果を増強する作用がありますので，併用した場合には，レボドパ製剤増量と同様に，**ジスキネジアや幻覚妄想などの副作用が出現する可能性があります**．自験例では，メネシット®とコムタン®を服用していた人が，同等量のスタレボ®に変更したところ，『効

き目が少し悪いから元に戻して』と言う人がいました．個人差なのか，あるいは精神的なものかはっきりしないのですが，ちょっと気をつける必要はありそうです．

> ⚠ **注意**　**抗パ剤による尿や汗の着色**
>
> レボドパ製剤では尿や汗が黒色調に，コムタンでは赤褐色の着色尿を認めることがありますので，血尿などと混同しないように注意しておきましょう．悪性症候群に合併する横紋筋融解の場合には尿は赤黒くなりますが，後述するような特徴的な症状を認めますので鑑別はそう難しくはないだろうと思われます．

7）アポモルフィン（アポカイン®）

- アポモルフィンは，ドパミンと類似の構造を持ち，D_1およびD_2受容体に強い親和性を示します．その特性からアゴニストに分類されています．
- **on-off症状が強くADL障害が問題となる患者に使用**され，突然のoffに対して皮下注射で投与することにより，off症状を速やかに改善するというrescue drugとして用いられています．
- 突然offとなったときに投与するため，必然的に進行PDで用いられることになり，初期〜中期PDでの使用は通常ありません．
- 使用量は処方医が持つプログラムで設定するため，患者側で設定を変更することはできません．副作用が強く出るおそれがあるため**再投与は2時間以上空けることが必要で，投与回数は1日につき5回以内**とされています．
- **自己注射**が基本となっておりますが，突然offとなった患者は，通常**自分で注射が打てる状況にない**という点が一番の問題でしょう．周囲に誰もいないと打つことがかなり困難であったり，場合によっては不可能となりますので，**家族なり介護者の理解と協力がないと実施はかなり困難**といえますが，**効果はほぼ確実**です．ただし，効果はあくまで一時的であり，1時間前後で消失するため注意が必要です．

> ⚠️ **注意　アポモルフィンの管理**
>
> モルヒネと混同する人もいるかもしれませんが，アポモルフィンは健常人が間違って使用しても多幸感などが出ることはなく，むしろ嘔気・嘔吐などの消化器症状，傾眠などが前面に出ると思われます．しかしながら，PD 患者以外の人が誤って使用したりしないよう，管理は徹底するように十分気をつけましょう．

8) Duodopa®

- Duodopa® は，メネシット® と同様のレボドパ/カルビドパ製剤ですが，ゲル状になっており，胃瘻（PEG）を作成してチューブ先端を空腸に挿入し，薬剤を 1 日 16 時間（睡眠時は off とする）持続的に注入することで，CDS に近い概念を実現しようとするものです．
- アメリカでの治験では，同一内容の速放錠（＝メネシット®）と比較して off 時間が約 2 時間短縮したとされています．注入するゲル 5 mL に含有するレボドパ/カルビドパがメネシット® 100 mg 錠と同等となります．夜間の薬効減弱が問題となる症例では，レボドパ/カルビドパ錠剤内服を夕方以降などに追加するなどの措置を考慮すべきかもしれません．
- 併用禁忌として，非選択的 MAO 阻害剤・選択的 MAO-A 阻害剤が挙げられていますが，セレギリン（エフピー®）は選択的 MAO-B 阻害剤ですので，禁忌とはなりません．

> ▶ **MEMO　Duodopa® の導入について**
>
> Duodopa® はもうすぐわが国でも使用可能となる予定ですが，経口摂取に問題がない症例でも胃瘻を作成し，空腸内にチューブは挿入したままで，かつ日中の活動時を中心として注入器を携帯する必要がありますので，内服よりも患者に与えるストレスはある意味大きいかもしれません．その適応の決定には慎重な判断と十分な説明が必要となるでしょう．

3 非ドパミン系薬剤
1) ゾニサミド（トレリーフ®）

□元は抗てんかん剤（エクセグラン®）という薬剤で，村田美穂先生（現国立精神・神経医療研究センター病院院長）が東大時代，PD 患者がてんかんを合併したときに，ゾニサミド投与によりパーキンソン症状も改善したのをきっかけに臨床研究が始まり，2009 年 1 月に新規抗パ剤として認可[6]されました．ゾニサミドは以前から神経細胞保護作用があるといわれておりましたが，ゾニサミドによる抗パーキンソン作用は複数の作用が関与しているといわれており，エンケファリン受容体の δ_1 アゴニストとしての働きも抗パーキンソン作用の機序の一つと考えられています．当初は 25 mg/日のみが承認されておりましたが，2013 年に 50 mg/日投与も追加承認されています．

□抗パーキンソン作用としては，wearing-off に対する効果が承認の根拠となっていますが，それ以外には振戦に対する効果が期待されると理解されています．また，**精神症状やジスキネジアなどの副作用は比較的少ない**とされておりますので，進行期 PD でレボドパ製剤以外の薬剤（エンタカポンやアゴニストなど）を用いても wearing-off をコントロールすることが困難，あるいはこれらによる副作用が懸念されるために使いにくいという症例に対しては投与を考慮してよいと思われます．

□使用しての印象ですが，アゴニストなどに比べると**薬剤に反応する患者の比率がやや低い**ような印象を受けるため，25 mg 錠で効果が明らかでないときには 50 mg 錠に増量することも考慮してよいかとは思いますが，**薬価が非常に高く**（1,084.90 円/25 mg 錠：OD 錠は 1,115.90 円），**投与する際には難病指定を申請しておく必要があります**．薬価の高さのため，エクセグランあるいはその後発品を投与されることもあると思いますし，実際そうされている専門医の先生方も少なからずいらっしゃると思います．

□筆者自身も，患者から『高いので何とかして』と懇願され，同等薬で処方している例はありますが，保険診療上はグレイゾーンであると思われます．

2) イストラデフィリン（ノウリアスト®）

- 非ドパミン系薬剤であるイストラデフィリンは，アデノシン A_{2A} 受容体に対して拮抗作用があるとされ，**大脳基底核などで作用してドパミン系とのバランスをとることで PD 症状を改善する**と考えられています．
- 適応上，レボドパ製剤との併用が必要であり，単独投与は認められていません．治験では **off 時間の改善・on での運動症状改善**に効果が認められています．
- **効果は比較的マイルドな印象**があり，患者からも『何となく全体的に良くなった感じがします』という感想が多いようです．
- 副作用としては他の抗パ剤と同様の傾向ですが，幻覚などの精神症状やジスキネジアはアゴニストと比較して少ない印象を受けており，**高齢者に対しても比較的安全に投与できる**と考えています．薬価はトレリーフ®ほどではありませんが，20 mg 錠で 782.40 円であり，40 mg 使用すればこの 2 倍となります．そのため，ゾニサミド（トレリーフ®）と同様，**難病申請を行った患者に対しての投与が望ましい**と考えます．

2 忘れてはいけない合併症：悪性症候群 malignant syndrome

- PD 治療の際に決して忘れてはならない合併症が，『**悪性症候群 malignant syndrome（Syndrome Malin）**』（**表 2**）です．レボドパ製剤やアゴニストなどの抗パ剤を投与されている患者が**急に服薬を中止したときに起こ**

表2　悪性症候群の症状・検査所見など

①意識障害，流涎，構音障害，嚥下障害など
②自律神経症状：発熱，発汗，頻呼吸，血圧の急激な変動，頻脈など
③錐体外路症状：筋強剛・振戦などの出現・悪化
④検査所見：クレアチンキナーゼ上昇（軽度〜数万），白血球増多，CRP 陽性，ミオグロビン尿など
⑤合併症：横紋筋融解（rhabdomyolysis）による急性腎不全など

りやすいことはよく知られていますが，**服薬を続けていても体調の変化（発熱や消耗性疾患など）が起きたときに出現する**ことも忘れてはいけません．

☐ この病態は向精神薬を継続的に服用しているときにも出現することがあり，総称して**神経遮断薬悪性症候群 neuroleptic malignant syndrome (NMS)** とも呼ばれます．ドパミン受容体をブロックし続けている状態や，抗パ剤の中断によりドパミン受容体をブロックしたと同じ状況になると発症しやすいと考えるとわかりやすいかもしれません．

☐ 表2のような症状を比較的急速にきたした場合，**発熱を認めても感染のfocusがはっきりしない場合にはNMSの可能性を常に考慮する必要があります**．

☐ 軽症であれば，補液による脱水補正と抗パ剤継続のみで回復することも十分ありますが，横紋筋融解を起こして数万単位にまでクレアチンキナーゼ（CK）が上昇することもあり，そのような場合には**急性腎不全から死亡に至ることもあるため注意が必要**です．

☐ **向精神薬投与中の場合は被疑薬を速やかに中止する必要があります**が，その他ブロモクリプチン投与も治療法として記載されています．PD患者で感染症などを契機として発症した場合は，原疾患の治療や補液による脱水補正など，一般的治療により対応します．

☐ 抗パ剤の中断で発症したときは，基本的には抗パ剤の再開を行いますが，経口摂取ができないときは，**レボドパ単剤（ドパストン®など）の点滴静注が必要**となります．

☐ 一般的にはレボドパ合剤100 mgに対してレボドパ単剤50 mg相当を1日に数回，1回1時間程度で1日数回点滴静注（『パーキンソン病治療ガイドライン2011』）するようにとされていますが，例えばレボドパ合剤を1日あたり8錠内服している患者は注射もやはり50 mg×8回必要か，などについては明確にはなされていません．注射剤の場合は半減期が短いため，1日に数回の投与は必要となってきます．筋強剛が強い，CKが高いなど，横紋筋障害が中等症以上と考えられる症例では，ダントロレン（ダントリウム®）の内服ないしは点滴静注も施行します．

□ 発症した場合に早期に気付くことも必要ですが，何よりもまず NMS を起こさないように予防する心構えが重要です．PD 患者の場合，**まずは抗パ剤を不用意に中断しないよう気をつけなければなりませんが**，手術などでやむをえず内服を中断する場合は，予め抗パ剤をレボドパ単剤の点滴などに置き換えるようにしておきましょう．

3 専門医の処方の組み方

《症例 1》発症時から治療を継続している症例
　発症時年齢：56 歳（女性）
　主訴：歩幅が狭くなった（小刻み歩行）
● 現病歴
　X 年 5 月初診：左優位の片側性パーキンソニズム，筋固縮はあるが振戦は
　　　　　　　　目立たない
　X 年 10 月：レキップ®開始
　X+2 年 7 月：歩行時の足の重い感じ・つんのめる感じが出現したため
　　　　　　　メネシット®を追加：50 mg/日→漸増して 300 mg/日へ
　X+3 年 5 月：左肘の軽度筋固縮あり，左手首には歯車様固縮あり
　　　　　　　歩行時の左手の振りが消失
　　　　　　　このときの処方：レキップ®9 mg 3×N，メネシット®3T 3×N
　X+3 年 10 月：レキップ®を徐放剤へ変更：最初 1 ヵ月は 8 mg→その後
　　　　　　　　10 mg
　X+4 年 6 月：朝の動きが悪くなる
　　　　　　　レキップ CR®を 14 mg/日にまで増量
　X+5 年 4 月：『一歩目が出にくい（frozen gait）』
　　　　　　　レキップ CR®を 16 mg/日に増量して症状改善
　X+5 年 6 月：『動きが鈍くなった（hypokinesia）』
　　　　　　　トレリーフ®25 mg を追加
　X+5 年 7 月：早朝の無動が気になる：起床時にメネシット 50 mg を追加

● 現在の処方：レキップCR®16mg 1×朝
　　　　　　　トレリーフ®25mg 1×朝
　　　　　　　メネシット®3.5T 4×起床時，毎食後

□無動・固縮型のPD患者です．56歳時発症で，非麦角系アゴニスト（レキップ®）から治療を開始しましたが，2年ほど経過して歩行障害がやや進行したため，メネシット®を追加しました．ここでの注意点は，**レキップ®もメネシット®も，少量から開始して漸増するように心がける**ことです．この当時はレキップCR®（徐放剤）がまだ販売されていなかったため，速放剤（レキップ®）で開始しましたが，現在であれば持続性ドパミン刺激（CDS）の観点からも徐放剤であるレキップCR®2mg/日から開始することが望ましいと思われます．

□このときは以下のような処方で，1週ごとにレキップ®を漸増していきました．

　　レキップ®（0.25mg）3T 3×N→レキップ®（0.25mg）6T 3×N
　→レキップ®（0.25mg）9T 3×N→レキップ®（1mg）3T 3×N
　→レキップ®（1mg）6T 3×N→レキップ®（1mg）9T 3×N

レキップCR®を用いるのであれば，以下のように増量するでしょう．やはり1週後ごとの増量とします．

　　レキップCR®（2mg）1T 1×朝→レキップCR®（2mg）2T 1×朝
　→レキップCR®（2mg）3T 1×朝→レキップCR®（8mg）1T 1×朝

□アゴニストはレボドパ製剤ほどには効果が明確ではないため，副作用が問題とならなければ，効果がある程度出てくるまで増量すべきですし，一般には治験時の平均投与量まで増量（**レキップCR®は約11mg/日：最大投与量は16mg/日まで**）してみることが望ましいともいわれています．

□非麦角系アゴニストを使用するときは，**眠気などの副作用に十分注意して**下さい．車の運転を行う必要がある患者の場合には，眠気・発作性睡眠などに十分注意する必要があり，職業運転手や危険作業に従事する患者には投与は避けるべきかと思われます．X+5年の時点で早朝のoffがやや目立

つようになっており，起床時に少量のメネシット®を追加していますが，現在であれば，レキップCR®に代えてニュープロパッチ®を夜20時頃に貼付するという方法でもよかっただろうと考えます．
- 非麦角系アゴニストのみでは症状のコントロールが難しくなったため，途中からメネシット®投与を追加していますが，このときも少量からの漸増とすべきです．また，**副作用としての嘔気に対応するため，頓用としてナウゼリン®を一緒に処方しておく**ようにします．この患者では以下のように1週間ごとの間隔で増量としました．

 メネシット®（100）0.5T 1×朝→メネシット®（100）1T 2×朝夕
 →メネシット®（100）1.5T 3×N→メネシット®（100）2T 3×（100-50-50）
 →メネシット®（100）2.5T 3×（100-100-50）→メネシット®（100）3T 3×N

- ガイドラインでは，比較的若年のPDではまずアゴニストからの治療を行うように記載されていますが，治療開始からしばらくすると**症状の進行のためアゴニストだけでは長期間のコントロールは困難**となることが多くなります．この症例の場合，レボドパ製剤の追加で対応したのですが，その際には**レボドパ製剤が多量にならないように注意**しなければなりません．
- アゴニスト＋レボドパ製剤でもコントロールがやや困難となってきたとき，wearing-offによるものであれば，ガイドライン上ではジスキネジアがなければエンタカポン・セレギリン・ゾニサミドの追加を推奨されています．この症例の場合，当面はレボドパ製剤をこれ以上増量したくなかったので，トレリーフ®を追加したというわけです．
- 幸い，この症例ではその後の症状は安定しており，左上肢の軽度筋固縮と歩行時の軽度引きずり歩行はありますが，ADLも自立で日常生活にも困ることは認めていません．

💡コツ 若年PD症例へのレボドパ製剤投与

比較的若年のPDに対しては，アゴニストの後にレボドパ製剤を追加投与するときの量について，明確な基準があるわけではないのですが，筆者としては運動合併症のリスクを考え，おおよそ300mg/日程度に抑えるようにしています．

《症例2》発症後20年経過し,wearing-off・on-offやジスキネジアが目立つ症例

　発症時年齢:47歳(女性)
●現病歴
　X年:発症,他院にて治療開始
　　〜
　X+16年2月:delayed-onあり,服薬後1時間してから効いてくる
　　　　　イーシードパール®6T　6×3時間ごと
　　　　　ドプス®600mg　3×N
　　　　　エフピー®4T　2×朝昼
　　　　　ペルマックス®(250)　5T　5×2〜3時間ごと
　　　　　レンドルミンD®(0.25)　1×Vds
　X+17年6月:心エコーで中等度大動脈弁閉鎖不全を認めるためペルマックス®をビ・シフロール®(0.5)　3T　3×Nへ変更
　X+18年4月:wearing-offに対してコムタン®併用
　　　　　ジスキネジアのためビ・シフロール®は減量,エフピー®も漸減中止
　　　　　イーシードパール®5T・コムタン®(100)　5T　5×3時間ごと
　　　　　ビ・シフロール®(0.125)　6T　3×N
　X+19年6月:1日のoffは2.5〜3時間程度
　　　　　上半身中心のジスキネジアのためビ・シフロール®は減量
　　　　　イーシードパール®0.75T・コムタン®(100)1T　1日6回,2.5時間ごと
　　　　　ビ・シフロール®(0.125)　3T　3×N
　　　　　テトラミド®(10)　0.5T　1×Vds
　X+20年6月:他人の荷物を勝手に開けるなどの異常行動(脱抑制?)あり
　　　　　ビ・シフロール®を中止したが無動が明らかに悪化したため再開
　　　　　ジスキネジアはシンメトレル®で改善,精神症状の悪化はその後なし
　　　　　イーシードパール®3T　2×6時,8時
　　　　　イーシードパール®4T　4×10時以降2〜3時間ごと
　　　　　コムタン®(100)　6T　6×(イーシードパール®と同時に内服)
　　　　　ビ・シフロール®(0.125)　6T・シンメトレル®(50)　3T　3×N

□ 経過が非常に長く，wearing-off や on-off，delayed-on やジスキネジア，精神症状など多種多様な運動・非運動合併症を認めており，症状に合わせてアゴニストやレボドパ製剤の用量変更などを行っています．

□ 47歳時発症であり，20年経過の時点でも67歳とまだ若いのですが，発症後長期間経過すると，アゴニスト＋レボドパ製剤だけではコントロールすることは非常に困難で，コムタン®やエフピー®などを使ったりしています．精神症状も若干認めていますが，ジスキネジアに対してアゴニストやレボドパ製剤の調整のみではコントロールできなかったため，精神症状の増悪に注意しつつシンメトレル®併用なども行っています．

□ この症例は麦角系アゴニスト（ペルマックス®）と弁膜症などの関連が問題となった時期とちょうど重なっており，途中で非麦角系アゴニスト（ビ・シフロール®）に変更しています．《症例1》と同様，現在であればこれだけ運動系合併症が認められる状態であれば，アゴニストとしてはロチゴチン貼付剤（ニュープロパッチ®）を使用したほうがよかったのかもしれません．

□ アゴニストについては，**レボドパ換算用量 levodopa equivalent dose (LED)** という考え方があり，レボドパ製剤ではだいたいどのくらいの量になるのかという数値で表されます．換算方法はネット上でも利用することができ（**表3**），アゴニストを使用しているときなど，副作用などで変更する必要があるときにある程度の変更の目安となるものです．ここで注意しなければならないのは，**薬剤によって半減期や特性などの違いがあるため，変更前後で単にLEDを合わせればよいというわけにはいかない**ことです．作用・副作用を見ながら投与量を調整することが肝要です．

□ 《症例2》のもう一つの特徴は，レボドパ製剤の頻回投与を試みたという点です．1錠ずつ6回服用としたときもありますが，それでも wearing-off が出てきてしまうため，コムタンを追加→副作用としてジスキネジア出現→1回あたりのレボドパ製剤を減量する，というように試行錯誤を繰り返しています．

表3 アゴニストなどのレボドパ換算用量 levodopa equivalent dose (LED)

薬剤	1日最大量	LED (mg)
カバサール®	4 mg	320
ペルマックス®	1.25 mg	125
レキップ®	16 mg	320
ビ・シフロール®	4.5 mg	450
ニュープロ®	36 mg	1,080
エフピー®	10 mg	75

アゴニスト交換時のおおよその目安にはなるが,薬剤により半減期などの特徴が異なるため,LEDを合わせればOKというわけではないことに注意
Parkinson's UK-Levodopa Equivalent Dose Calculator (http://www.parkinsons.org.uk/forum/thread/78955) で計算(ノウリアストは含まれず)

コツ レボドパ製剤の少量投与時の調整法

例えば,100 mL の水にレボドパ製剤を溶かし,そのうち75 mLを服用することで0.75錠分服用することになります.蓋のできる容器に水とレボドパ製剤を入れてよく振盪すると,しっかりと溶かすことができます.溶解したものは速やかに内服し,残った25 mL分はもったいないですが他人が間違えて飲まないように捨ててしまいましょう.ちなみに,この簡易懸濁という方法が可能なため,レボドパ製剤は胃瘻からの注入も比較的簡単に施行することができます.その他,レボドパ/カルビドパ合剤であれば,ドパコール®には50 mg製剤がありますので,これを使用して微調整する方法もあります.

《症例3》当初から抑うつ・不安症状が強く,病的賭博を呈した症例

発症時57歳,女性
主訴:歩行がゆっくりになってきた,手の振戦
●現病歴
 X年:上記症状で整形外科を受診したことがある
 X+3年7月:PDと診断され少量のレボドパ製剤で治療開始
  当初から抑うつ・不安が強く,めまいなどの訴えも多くみられた

X+5年:通院・内服が非常に不定期となり,自己判断で内服量を増やしたりしており,当院への通院困難とのことで前任者から近医へ紹介
紹介時の処方:イーシードパール®4T 4×N, Vds
レキソタン®(2) 2T 2×朝夕食後
X+8年3月:薬を自己管理してレボドパ製剤を処方よりも多く飲んでしまう,動けるようになると自分でタクシーを呼んでパチンコに行く,精神的にも不安定とのことで家族が困り当科を再受診
当科での処方:イーシードパール®6T 6×2.5時間ごと
レキソタン®(2) 4T 4×N, Vds
内服薬は家族が必ず管理するように指導し,デイサービスも開始して(半ば強引だが)リハビリなどを開始していった
X+8年10月:off症状に対してニュープロパッチ®を追加
X+9年6月:痒みのためニュープロパッチ®を自己判断で中止
無動が悪化? 首垂れも(+)に見える,不安・抑うつは消失
→レキソタン®を中止し,イーシードパール®6Tのみとした
現在:イーシードパール®7T 7×2時間ごと
意欲はなく,診察時にも車椅子で入室するが,独歩は十分可能
軽度の筋固縮を上肢に認める程度パチンコに行くことはなくなった

☐この症例は当初から不安・抑うつが非常に強く,動けなくなることが心配で服薬の自己調整を行っていた結果,比較的早期から衝動制御障害(ICD)としての**病的賭博**やドパミン依存症ともいえる**ドパミン調節異常症候群(DDS)**を認めました.

☐『動けない,歩けない』との訴えは非常に強いのですが,毎日のように自分でタクシーを呼んでパチンコに出かける(病的賭博)ことを繰り返していました.この時点では病的賭博を起こしやすいとされるビ・シフロール®は使用しておらず,レボドパ製剤を自己判断で多量に服用してしまったことから病的賭博をきたしたものと考えています.ビ・シフロール®(あるいはミラペックス®)は,抑うつ傾向の強いPD患者に対して抑うつ状態を改善する方向に働くとされていますが,ICDをきたしやすいともいわ

れており，使用時には注意が必要です．

☐ この患者も57歳と比較的若年の発症ですので，いま治療を開始するとすれば，非麦角系アゴニストのなかでビ・シフロール®よりはICDなどを起こしにくいとされるレキップCR®やニュープロパッチ®を用いるべきだったでしょう．**速放製剤よりも徐放製剤のほうが，血中濃度が安定するため，精神症状などもやや起こしにくいような印象**を感じています．

☐ レボドパ製剤は運動症状に対して確実な効果があり，病的賭博があるからといって**減量〜中止すると運動症状が必ず悪化**してしまいます．そのため，**症状と内服薬の関係について家族によく説明**し，薬は決められた量のみを服用するよう，その**管理は患者ではなく必ず家族が行うこと**とし，家に引きこもらないように無理矢理デイサービスに出かけさせるようにしました．

☐ 抗パ剤をレボドパ製剤1種類のみにして服用量も厳格に守らせるようにしたところ，病的賭博は認めなくなりましたが，パチンコに出かける意欲もなくなり（apathyの状態と思われる），結果的に家族への介護依存度がやや高くなってしまいました．しかしながらレボドパ製剤を頻回投与としたのでoff時間は結果的に減らすことができており，現在も促せば独力で歩くことは十分可能です．当初から不安・抑うつなどが非常に強かったため，レキソタン®を病初期からずっと併用していました．しかしながら不安・抑うつが目立たなくなったためX+9年頃からレキソタンは中止していますが，その後現在まで大きな問題は認めておりません．

☐ 途中でニュープロパッチ®を試みていますが，このときもアゴニストやレボドパ製剤と同様，**ゆっくりと増量**する必要があります．具体的には，

  ニュープロパッチ® 4.5mg 1×20時
  →ニュープロパッチ® 9mg 1×20時
  →ニュープロパッチ® 13.5mg 1×20時
  →ニュープロパッチ® 18mg 1×20時

と，それぞれ1週間ごとに増量していきます．痒みなどがなく使用できていれば，レボドパ製剤使用量をもう少し抑えることができたのかもしれません．

また，ニュープロパッチ®でも ICD や DDS は絶対に起こらないとはいえないので，投与時にはこれらの**非運動症状にも十分注意**する必要があります．

4 PD に対する外科療法：特に脳深部刺激療法（DBS）の適応について

☐ 脳深部刺激療法 deep brain stimulation（DBS）と精神症状の関連については 6 章で説明しますが，ここでは PD に対する DBS の適応について簡潔に記載したいと思います．

☐ 自治医科大学在任中は，藤本健一先生（現 自治医大ステーション ブレインクリニック CEO），脳外科の加藤正哉先生（現 和歌山県立医科大学附属病院救急集中治療部教授），中嶋剛先生らと DBS 手術などに数多く立ち会ってきましたが，そのときの経験なども含めて解説していきます．

1 DBS の概要（図 4）

☐ DBS とは，専用のフレームを用いて行われる定位脳手術の方法の一つであり，PD に対する外科療法としては，**電気凝固による凝固（破壊）術**と，**DBS による刺激術**の 2 つに大別されます．

☐ 手術は基本的に局麻下に行い，刺激時の PD 症状（振戦や固縮）の変化・副作用（構音障害・しびれ・眼球運動障害など）をチェックしながら施行します．頭部にフレームを固定し，前頭部に burr hole を空けて記録用電極を挿入し，脳内の神経活動電位を記録して破壊部位もしくは刺激部位の位置決めを行います．電気凝固による破壊（lesioning）を施行した場合はこれで終了ですが，刺激電極を挿入した後は，鎮静を行いリード線の皮下埋没を施行して当日の手術を終了とし，埋め込み式電気刺激装置 implantable pulse generator（IPG）は数日後に改めて埋め込みます．

2 外科療法の適応/非適応

☐ PD に対する外科療法の適応/非適応としては，**表 4**[7] のような場合が考

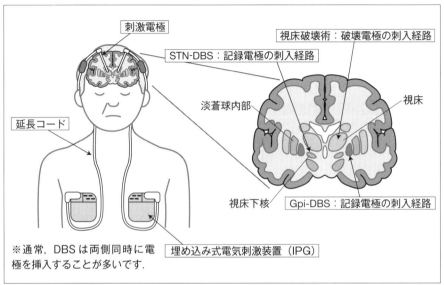

図4 外科療法（特に DBS）の図解

表4 PD に対する外科療法について

A．PD に対する外科療法の適応となる症例
1．レボドパ製剤が効くが，十分な効果が発揮できない症例 2．wearing-off が著明で，off 時には ADL が非常に低下する症例 3．コントロール困難なジスキネジアがあり，薬剤の減量が必要な症例 4．著明な振戦のある症例 5．夜間・早朝の有痛性ジストニアのある症例
B．外科療法が勧められない症例
1．認知症のある症例 2．薬剤誘発性でない幻覚のある症例 3．著明な脳萎縮のある症例 4．術後のチューニング目的の通院が難しい症例 5．on 時のすくみや突進歩行などが主体である症例

えられます．**大前提となる条件としては，その症例が PD であることで，レボドパ製剤が確実に効果を示しているということです**．多系統萎縮症（MSA）など他の原因によるパーキンソン症候群に対して外科療法，特に

DBS を施行しても効果はほぼ期待できないと考えられるからです．レボドパ製剤投与でも wearing-off やジスキネジアなどの運動症状，有痛性ジストニアなどが悪化してきた症例などが適応となります．

☐ **主には運動系合併症の悪化が PD に対する外科療法の理由**となることが多いと思いますが，最近は薬剤治療も以前と比べてかなり進歩していますので，**まずは内服薬の調整を図ることが先決**と考えます．どうしても改善困難な場合に，DBS の適応も慎重に判断する必要があるでしょう．

☐ 外科療法が勧められない場合として，一番問題となるのはやはり認知症や幻覚などの精神症状を合併した症例です．軽度認知機能障害 mild cognitive impairment（MCI）の場合など，手術療法を施行してその後認知機能がどうなるか，6 章に記載するような症例もあることから，症例ごとに詳しく検討する必要があると思われます．

☐ 薬剤性幻覚は，DBS の効果により薬剤を減量できれば幻覚症状が改善する可能性もあるため禁忌とはなりませんが，**薬剤投与に関連しない幻覚（DLB や PDD など）では，ほぼ禁忌**と考えたほうが無難と思われます．脳萎縮が著明な症例は，認知機能がかなり低下している可能性も十分ありえますが，それ以上に，burr hole を開けたときの髄液の漏出のため脳の位置がずれてしまい，目的とする破壊/刺激部位に正確に電極を挿入することができなくなることが起きてしまうのです．

☐ 外科療法としての視床凝固（破壊）術のターゲットは，視床中間腹側核 nucleus ventralis intermedius（Vim）と呼ばれる部位になります．PD 以外にも本態性振戦などに対して行われることがあり，自験例では Holmes tremor に対して施行した例もあります．PD の場合でも，振戦が主体の場合（振戦型）は進行が比較的遅く，いったん視床凝固術を施行すると数年〜10 年近く比較的少量の薬剤を加える程度で良好なコントロールを保つことができる症例もあります．ただ，両側性に視床凝固術を行うと，認知機能低下や構音障害などの副作用を起こすこともあるため，一般的には勧められません．両側性障害で手術を検討する場合は，一回の手術で片側に凝固術，他側に DBS を留置することもありますが，この場合は

表5 PDに対する外科療法（手術方法・部位と期待できる効果）

	振戦	筋固縮	姿勢反射	歩行	on-off	不随意運動
視床（凝固・刺激）	＋＋＋	＋＋	－	－	－	－
淡蒼球（凝固・刺激）	＋	＋＋＋	－	＋	＋	＋＋＋
視床下核（刺激のみ）	＋	＋＋	＋＋	＋＋	＋＋	＋＋

認知機能低下や構音障害などの副作用はあまり起こらないと考えます．

3 DBSによる症状の変化

☐ PDに対する破壊術のターゲットは主に視床 thalamus ですが，DBS での電極刺入部位としては淡蒼球内節 internal segment of globus pallidus (GPi)・視床下核 subthalamic nucleus (STN) が挙げられます（図4, 表5）．簡単に言えば，PDの諸症状に対して**オールラウンドな効果が期待でき，内服薬も減らせる可能性があるのは STN-DBS** ということになります．この場合，DBSは**薬剤に対する上乗せ効果**と考えられ，その分内服薬を減らすことが可能となり，内服薬によって誘発されていたジスキネジアも薬剤減量により軽減しうる可能性があるのです（逆に，DBSによりジスキネジアが誘発される場合もありえます）．

☐ GPi-DBSは，少なくとも筆者らが行っていたときはPDの場合にはほとんど選択することはありませんでした．遺伝性ジストニアなどの不随意運動や，PDで薬剤治療抵抗性のジスキネジア・ジストニアに対して施行することが多いと思われます．

☐ 一方，DBSによる治療効果は，**off 時のすくみ足に対しては効果がある**といわれていますが，**on 時に認めるすくみ足に対しては効果が低い**とされていることに注意する必要があります．また，**体の中心に近いところの症状（構音障害・嚥下障害・姿勢保持など）に対する効果も弱い**とされていますので，手術適応を考える際には注意が必要です．

☐ STN-DBSの電極を刺入した直後（術中）から，急性破壊効果のためPD症状が軽減しているという現象を認めます．この効果は数日〜数週間持続

することもあり，この時期には内服薬は非常に少量でも術前と同様のコントロールを保つことができます．このため，DBS後のチューニングは，時間が経つにつれ刺激を強める必要があることが多いのです．

☐ 血管障害などによりSTNが破壊されると，ヘミバリスムス hemiballismus という動きの激しい不随意運動が出現することはよく知られていますが，DBS挿入後の急性破壊効果では，このような不随意運動はまず認めません．

5 PDに対するリハビリの適応や方法など

☐ PD患者に対するリハビリの適応としては，主に以下の3つの場合があると思われます．
　①運動症状は軽いが，日頃から運動を行っていない/運動を好まない場合
　②運動症状が強くなり，ADL維持のため積極的に運動を行う必要がある場合
　③ADL制限が強く，ROM訓練などが必要となる場合

☐ PD治療の基本は薬剤投与ではありますが，**リハビリなどの運動療法も欠かせないもの**と考えるべきです．内服治療により，振戦・固縮・無動などの主症状が改善したとしても，歩行障害などの運動症状改善に運動・リハビリをうまく取り入れるのが望ましいでしょう．

☐ PD患者の性格のAAAは3章で取り上げましたが，何事にも億劫になり，やる気がなくなってしまうというのがPD性格の特徴でもあります．積極的に運動する，ということもしなくなる（元々しない人も多いと思いますが……）ため，運動機能の低下を招くという悪循環に陥る可能性が大きくなってしまいます．

1 病初期からのリハビリと動機づけ

☐ **最も強調したいのは，病初期からの運動（リハビリ）の重要性**です．『発症したから，すぐ運動を始めましょう』と患者に勧めても『はいそうですか』とすぐ積極的な運動を始められる人はまずそんなにいません．『私は，家事などで体を動かしているから……』と言う人がいたとしても，実際に

は運動量そのものはそんなには多くはないでしょう．自分では体を動かしているつもりでも，PD 患者では病初期から運動量は低下してきていると考えるべきです．

□ 少しずつ運動する癖を病初期からつけるよう，まずは『散歩を始めるようにしてみましょう．1 回の時間は少しで良いですが，1 日に何度か散歩の時間を作るように頑張ってみましょう』と持ちかけてみましょう．夜になってから 1 時間くらい，懐中電灯を持って散歩したりする人を街角で見かけることがよくありますが，いきなり同じことを PD 患者に要求しても継続することは難しいでしょう．

□ 特に**初期 PD 患者の運動の動機づけとしては，『現状の機能改善』というよりも，『将来の機能維持』に主眼を置くべき**ではないでしょうか．そのためには，病気の経過をきちんと説明し，正しい疾患知識を持ってもらい，運動の必要性を病初期から理解してもらうことが大切です．

2 中期以降の PD に対するリハビリの意義

□ 元々，PD では有病期間が非常に長く，運動系合併症は緩徐に出現してきますが，最近の薬剤の進歩によりある程度の ADL を長期間維持することが可能となりました．特に中期以降の PD の場合，いわゆるロコモティブシンドロームと同様に，**それまでの運動の積み重ねがそれ以降の運動能力の維持などにおいて重要な要因**となってくるでしょう．

□ 中年期以降において，適切な食事（カルシウム，ビタミン D，ビタミン K など）と適度な運動が骨量減少を予防するとされており，転倒などによる骨折やそれによる寝たきり状態を予防することができれば，PD の ADL 維持にも役立てられるというものです．

□ ADL 障害が少しずつ出現してきたとき，正に運動（リハビリ）が必要になるのですが，そのやり方は**一般の運動療法と比較して，特別変わっているわけではありません**．廃用による筋力低下・関節可動域低下に対しても，病院やクリニックの外来リハビリ，あるいはデイサービスでの集団リハビリなどで施行している一般的な対応で全く問題ないと考えます．

□ただし，PDの場合は，すくみ足や奇異性歩行，突進現象などの特有な症状がありますので，それらを考慮した運動を工夫する必要があります．ただ単に，フロアへ患者を誘導して，『さあ歩きましょう』といっても，それこそすくみ足のために一歩も動けないということが起こりえます．

3 運動療法の実際

□ 運動症状が悪化してきたときのための運動療法としては，以下のようなものが考えられます．

① visual cue として，横断歩道のようなゼブラゾーンを作る（テープを床に貼る）（3章図4，44頁参照）

② 音楽に合わせて歩く練習をする（小学校の運動会の入場行進を思い浮かべてみましょう）

③ 運動の向きを変える：後ろへの歩行（後ずさり），横方向へのカニ歩きを練習する

④ 自転車漕ぎの練習をする（トレーニング用の固定したものでも可）

□ これらの運動療法には注意点もいくつかあります．すくみ足に対して，①のような visual cue を用いる方法は歩行練習には役立ちますが，visual cue がなくなったら途端に動けなくなってしまう欠点もあります．

□ そこで，②のように，**リズムに合わせて歩く練習**を行ってみます．頭の中でリズムを取り，自分の内的リズムに合わせて歩けるようになってきたら，すくみ足の改善も期待できるでしょう．

□ これとは別に，L字型の杖を使って歩行時の visual cue とする，という方法もありますが，自分の杖に引っかからないように練習は必要でしょう．なかには，スキーの距離競技のように，両手に1本ずつの杖を持って歩行練習しているというPD患者もいました．

□ ③**運動の向きを変える**，というコロンブスの卵的な発想もあります．進行期PDでは，『普通に』足を交互に踏み出して前へ歩くという行為が難しくなってしまいますが，後ろへ下がる，横に移動するなど，**通常行わない動作についてはすくみを認めることなく遂行できる**ということも知られています[8]．こ

れをリハビリに応用するのも一つの手かと思いますが，施行に関しては転倒防止などのため，やはり見守りが必要ですので，周囲の協力が不可欠でしょう．
- 意外な運動・リハビリというのが，④の『**自転車漕ぎ**』です．すくみが強く頻回の転倒を起こすPD患者が，自転車をすいすい漕いでいる画像がN Eng J Medで症例報告[9]されています．平地歩行と自転車のペダル漕ぎのような運動のメカニズムの違いによると考えられますが，うまく使うと運動・リハビリにも十分応用可能です．
- ただし，自転車への乗り降りで転倒したりしないように注意が必要ですし，デイサービスでは室内で自転車に乗るのも難しいと思われます．そのような患者に対しては，トレーニングセンターにあるような**エアロバイクを漕ぐ運動でも効果はありそう**です[10]．実際のデイサービスの現場ではあまり行われていないのではないかとも思われますが，もっと積極的に行ってもよいのではないでしょうか．ただ歩くだけのリハビリよりも，患者も目先が変わってやる気が出るかもしれません．

4 姿勢異常に対する傍脊柱筋トレーニングの実際

- 長期間，頑張って続けることが必要ですが，PDの姿勢異常（腰曲がり）に対して効果があると考えられるのが傍脊柱筋に対する筋力トレーニング[8]です．これも大学時代に藤本先生らと共同研究を行ったもので，**図5**にそのメニューを記載しておきます．
- 『**継続は力なり**』とはよくいったもので，上記メニューは運動量としてはごく軽いものですが，3〜6ヵ月継続することにより姿勢の改善が期待できます．
- PDの姿勢異常に対しては，リドカイン局注などの方法も効果ありと報告されていますが，運動療法は時間が非常にかかるものの，薬剤の副作用などは全く心配する必要がなく，1回の施行時間もごく短時間であり安全性にはほぼ問題ありません．患者一人では継続することがなかなか困難なことも多いでしょうから，患者の意志と周囲の人の励ましがあって初めて続けられるのではないでしょうか．

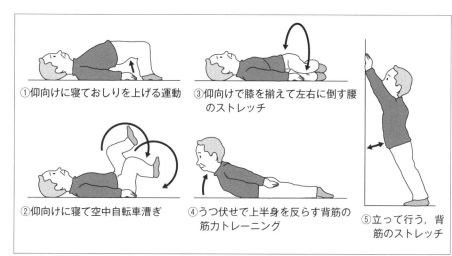

図5 傍脊柱筋の筋力トレーニング（文献8）より引用）

6 今後の治療薬の見通し：disease-modifying therapy など

☐ 現在の PD 治療は，あくまでも対症療法であり，神経変性自身を食い止めることはできておりません．

☐ 神経細胞に働き，神経変性を遅らせる，もしくは止めるのが病態の進行抑制効果 disease-modifying therapy（DMT）と呼ばれるものの目標ですが，これまでにさまざまな薬剤がその候補として挙げられては効果を否定される，という繰り返しであり，AAV2-Neuturin，コエンザイム Q10，クレアチン，プラミペキソール，ピオグリタゾンは2013年から2015年にかけてすべてその効果が否定[11]されてしまいました．その後，α-シヌクレインに対する能動免疫としての PD01A，PD03A，受動免疫の PRX002，カフェイン，AAV2-GDNF，Ca チャネルブロッカーの isradipine，ニコチン，抗酸化剤の GSH，GSH precursor の N-アセチルシステイン，GM-CSF の sagramostim などの治験が現在進行中[11]となっています．

☐ その他，PD 患者に AAV-vector を用いて *AADC* 遺伝子を導入する遺伝子治療の治験を以前自治医大で行った[12]ことがありますが，最近では同遺

伝子を小児の *AADC* 欠損症に対する治療として導入[13]することも行われています．
□世間では iPS 細胞などによる革新的な治療ができるのではと期待する PD 患者も少なからずおられますが，iPS 細胞や ES 細胞などを元にした細胞移植などが PD 治療の臨床に応用されるようになるにはまだ当分時間がかかるでしょう．

- 古典的な抗パ剤として，アマンタジンと抗コリン剤があるが，基本的には PD 治療の第一選択となることはない．
- PD 治療における現在の基本薬剤には，ドパミン系薬剤としてレボドパ製剤，アゴニスト（麦角系/非麦角系），MAO-B 阻害剤，COMT 阻害剤，アポモルフィンがあり，非ドパミン系薬剤としてはゾニサミド，イストラデフィリンなどがある．それぞれの適応や副作用，さらには薬価も検討したうえで適切に使用する必要がある．
- PD 治療薬の中断・体調の悪化などで悪性症候群を引き起こすことがあるため，抗パ剤をすべて中断することは基本的に避けなければならない．内服を中断せざるをえないときは，レボドパ単剤の点滴でレボドパの補充を行う必要がある．
- 非薬物療法には，手術療法としての脳深部刺激術（DBS）と破壊術がある．ジストニアなどに対する治療を除き，DBS では PD 以外のパーキンソン関連疾患には基本的に無効．
- 薬物療法を補完するため，リハビリも適切に併用することで PD 症状を改善することが期待できる．

■ 文　献

1) 川上忠孝：【パーキンソン病　基礎・臨床研究のアップデート】主な治療薬の種類と特徴　抗コリン薬　概要，薬理作用，用法・用量，有用性，副作用とその対策．日本臨牀 67（増刊 4）386-389, 2009
2) 平山惠三，他：Parkinson 症候群に対する L-DOPA ならびに Trihexyphenidyl の治療効果．神経進歩 15：267-285, 1971
3) 川上忠孝，他：Amantadine 単独投与中に服薬の中断で悪性症候群を呈した軽症 Parkinson 病の 1 例．神経内科 49：356-360, 1998
4) 医薬品安全対策情報—医療用医薬品使用上の注意改訂のご案内—. 243：3, 2015（http://www.pmda.go.jp/safety/info-services/drugs/calling-attention/dsu/0001.html）
5) 藤本健一：Controversy：レボドパはドパミン不足の症状に対していつまでも有効である．MDSJ Letters 5：1-3, 2012
6) 村田美穂：新しい抗パーキンソン病薬ゾニサミドの発見．臨床神経 50：67-73, 2010
7) 山田人志：＜シンポジウム（2）-6-2＞パーキンソン病の DBS 治療における神経内科医の役割　DBS の適応について（神経内科の立場から）．臨床神経 52：1098-1099, 2012
8) 藤本健一：第 3 回　神経難病リハビリテーション研究会．(3)「パーキンソン病の姿勢異常とリハビリテーション」．(http://nanbyoreha.com/wp-content/uploads/2015/01/1e280ff96392f1c7c19d4369deb2d9a3.pdf)
9) Snijders AH, et al：Cycling for freezing of gait. N Engl J Med 362：e46, 2010
10) Snijders AH, et al：Bicycling breaks the ice for freezers of gait. Mov Disord 26：367-371, 2011
11) Kalia LV, et al：Disease-modifying strategies for Parkinson's disease. Mov Disord 30, 1442-1450, 2015
12) Muramatsu S, et al：A phase I study of aromatic L-amino acid decarboxylase gene therapy for Parkinson's disease. Molecular Therapy 18：1731-1735, 2010
13) 自治医科大学　小児科学教室　AADC 欠損症遺伝子治療の HP（http://www.jichi.ac.jp/usr/pedi/aadc/index.html）

COLUMN

パーキンソン病とプラセボ効果

　プラセボ効果とは，いわゆる偽薬が投与されたときに何らかの効果（患者にとって好ましい効果）が起こることです．偽薬により副作用が出現することもあり，こちらはノセボ効果と呼ばれます．PD では，プラセボ効果がしばしば認められることが知られておりますが，治験以外の実臨床の場では偽薬を投与することは倫理的問題もあり簡単ではありません．しかしながら，これに近い状態はしばしばみられており，新薬を投与する際に，『これはあなたの症状にきっと良く効きますから』と言って処方するのと，『どうなるかは使ってみないとわかりません』と言うのでは，患者の受ける印象はかなり異なります．その結果，予想以上の効果が出ることも少なからずあるのです．

　プラセボ効果とは若干異なりますが，PD 患者にとって，精神的ストレスなどがかなり症状に影響を与えることもまたしばしば経験します．自分自身が進行期 PD で wearing-off や on-off もあり辛いのに，家庭内で寝たきりの神経難病の夫を頑張って何とか自分で介護していた PD の方がいましたが，最終的に夫が神経難病専門の病院に入院したところ，wearing-off や on-off などの運動症状が明らかに改善したのです．その改善効果はそう長く続くものではありませんでしたが，身体的・精神的ストレスが PD 症状にこれだけ影響を及ぼすのかということに驚かされた次第です．これも，『病は気から』ということの一つの表れなのかもしれません．

参考文献
三輪英人：特集／臨床薬理試験認定医をめぐる課題　4．プラセボの効果．臨床薬理 40 (4)：145-150, 2009

COLUMN

パーキンソン病の予防につながる？

3章にも書いたように，PD患者には喫煙者が少ないといわれ，逆に喫煙はPD発症を抑制している可能性もあるのではないかといわれています．喫煙をわざわざ推奨するわけにはいきませんが，喫煙以外にPD発症を抑制する可能性があるものは存在するのでしょうか？

PDに対するdisease-modifying therapyの候補薬はまだ明確なものはないと5章で述べましたが，カフェイン，すなわちコーヒーを飲むことがPD発症抑制につながるという説[1]があります．最近使用されるようになった抗パ剤の一つにアデノシンA_{2A}受容体拮抗薬であるイストラデフィリン（ノウリアスト®）がありますが，カフェインも同様にアデノシンA_{2A}受容体拮抗があることから，カフェインにもPD発症抑制作用があるのかもしれません．ただし，同様の作用があるテオフィリンの治験[2]では有効性が証明されなかったようです．

その他，尿酸のもつ抗酸化作用のため，尿酸値が高いとPD発症に抑制的に働くという説[3]もあります．高いとはいっても，正常範囲内の上限近くあたりが良いらしく，決して"the higher, the better"ではないようです．また，なぜかこの関連は男性のみについていえることであり，女性では尿酸値とPD発症の関連性は認められなかった[3]ともいわれています．

なお，これらの説は実験や疫学データの結果からの話ですので，今後のさらなる検討が必要でしょう．論文のタイトルだけを鵜呑みにして，なすべきことが疎かにならないように気をつけたいものです．

参考文献

1) Nakaso K, et al：Caffeine activates the PI3K/Akt pathway and prevents apoptotic cell death in a Parkinson's disease model of SH-SY5Y cells. Neurosci Lett 432：146-150, 2008

2) Kulisevsky J, et al：A double-blind crossover, placebo-controlled study of the adenosine A_{2A} antagonist theophylline in Parkinson's disease. Clin Neuropharmacol 25：25-31, 2002

3) High Levels of Urate in Blood Associated with Lower Risk of Parkinson's Disease（January 13, 2016, online issue of Neurology, the medical journal of the American Academy of Neurology）

6章
精神症状と非運動症状

イントロダクション

パーキンソン病患者の予後が以前より改善して罹病期間が長くなるにつれ，認知症合併の問題が実臨床の場で問題となるようになってきました．その一方で，初期から特徴的な精神症状の目立つLewy小体型認知症（DLB）も最近注目されるようになっており，PDと認知症/精神症状とは不可分の関係となっています．

また，非麦角系アゴニストなどによる薬剤の副作用としての衝動制御障害（ICD）も看過できない問題となっており，患者のQOLに多大な影響を及ぼす可能性があります．パーキンソン病の治療に際してはこれら非運動症状についても十分に留意すべきです．

その他，パーキンソン病に対する外科療法としての破壊術/脳深部刺激術の副作用としての認知症/精神症状についても解説を加えます．

1 認知症を認めるとき，どう考えるか

☐ James Parkinson も，パーキンソン病（PD）では認知症は合併しないと考えており，私たちが学んだ30年前でも，PDに認知症を合併することはあまりないと思われていました．非運動症状もまだ知られていない頃であり，治療薬も最近のように多種多様なものがまだなかった頃で，PDの生命予後も現在よりもかなり短く，発症後10年ほどでかなりの患者が寝たきりとなってしまい，認知症が存在していても目立たなかったか，認知症が顕在化するまでに亡くなっていたためではないかと想像します．

☐ 現在では，**PDの大多数（80%前後）が経過とともに認知症を発症する**とされており，PDの生命予後が伸びていることも合わせて，認知症の存在がPDコントロールや介護などの面で非常に大きな問題となりつつあります．

☐ 現在考えられている，**PDでの認知機能障害の特徴は，記憶障害（amnestic MCI），視知覚機能障害，前頭葉・遂行機能障害である**[1] とされており，認知症の前段階としての軽度認知機能障害（MCI）では，PD-MCI [2] と表現される状態が知られております．

☐ MDS（International Parkinson and Movement Disorder Society の略称）の定義では，PD-MCI を "MCI is common in nondemented PD patients and is associated with increasing age, disease duration, and disease severity" としており，アルツハイマー病（AD）とMCIとの関係と同様であると考えられ，明らかな認知症は呈していないとしています．ただ，認知症に対して一般的に汎用されているミニメンタルスケール検査 Mini-Mental Scale Examination（MMSE）の感度は高くなく[3]，その他の心理検査でもPD-MCIの診断に対して感度・特異度ともに高いものはないともいわれており，検査方法の確立が今後の課題であろうと思われます．

☐ PD-MCI以外に，進行期PDで認められる非運動症状として幻覚・妄想などの精神症状が出現することも多く，認知症と精神症状は不可分といえるでしょう．amnestic MCI のレベルでは日常生活で問題となることはほ

ぽないでしょうが，もとより不安の目立つ PD では，『もの忘れ』を自覚し気にすることも多いのではないかと思われます．
☐ PD に認知機能障害を認めるときは，次のような状態が考えられます．
　① PD 発症前から知的機能の低下が存在する．
　　→ PD とは無関係の，発達障害による知的障害などが元々存在していることもありえます．
　② PD に AD 病理（β amyloid 沈着）を合併する．
　　→異なる病理像を合併していることは珍しいことではありません．久山町研究でも，認知症の剖検 205 例中，DLB ＋ AD は 6.3%と報告されています．
　③ PD が時間経過とともに PDD を発症する．
　　→ PD に合併する認知症の通常の進行パターンと考えます．
　④ PD 症状が軽く，初期から認知症が目立ち，いわゆる DLB と考えられる
　⑤薬剤の影響下，あるいは深部脳刺激療法（DBS）術後などに認知症を発症する
☐①〜⑤については改めて次項で説明したいと思います．このように，一口に『認知症を認める』とは言っても，その発症メカニズムに関してはいろいろな状況がありえますので，「**いつ頃**」から，「**どのような症状**」を認め，「**その機序**」は何かということを考えることが治療を検討するうえで必要となるでしょう．

2 認知症を伴うパーキンソン病（PDD）と Lewy 小体型認知症（DLB）

1 PDD，DLB の概念

☐2 章でも簡単に触れましたが，Lewy 小体型認知症（DLB）という概念は，小阪憲司の報告によるものであり，現在では世界的に認知され診断基準も定まっています[4]．
☐ DLB も，PD / PDD も，いずれも中枢神経系への Lewy 小体の出現という共通する病理学的特徴があり，『Lewy 小体病』として一つの大きなカ

表1 Lewy小体型認知症（DLB）の臨床診断基準
☆パーキンソン病とは，兄弟関係の疾患

必須症状
社会生活や職業を障害する進行性の認知機能障害 |ается

中核症状：2つ以上で probable DLB，1つで possible DLB
1. 変動する認知機能障害（注意力・意識清明度） 2. 具体的で詳細な繰り返し出現する幻視 3. 特発性のパーキンソン症状（薬剤誘発性でないこと）

示唆的特徴
1. REM睡眠期行動異常症（RBD） 2. 顕著な抗精神病薬に対する感受性 3. SPECTあるいはPETイメージングによって示される大脳基底核におけるドパミントランスポーター取り込み低下

支持する所見
繰り返す転倒 一過性で原因不明の意識障害 高度の自律神経障害 幻視以外の幻覚 系統的な妄想 うつ症状 CT/MRIで内側側頭葉が比較的保たれる SPECT/PETで後頭葉に目立つ取り込み低下 MIBG心筋シンチで取り込み低下 脳波で徐波化および側頭葉の一過性鋭波

DLBに否定的な所見
脳血管障害の既往（臨床症状・画像所見） 原因になりうる他の疾患（薬剤なども）の存在 高度の認知症になって初めて出現するパーキンソニズム

（文献4）より引用）

テゴリーに包括される概念です．

☐ **DLBとは，意識レベルの変動を伴う動揺性の認知症，幻覚妄想，パーキンソニズムが中核的特徴となる疾患**です（表1）が，パーキンソニズムに関しては一般的なPDよりは軽症であることが多いとされています．

- □ 一方，DLB に対して，**PD で発症しその後認知症症状をきたしたものが認知症を伴うパーキンソン病（PDD）**と呼ばれるものであり，DLB とは呼び方を区別することが現在でも行われています．
- □ 症状の違いは Lewy 小体の分布の違いによると考えられており，脳幹優位に出現するものが PD で，移行型 transitional type やびまん型 diffuse type がいわゆる DLB の症状を呈するのだろうといわれています．
- □ 認知症性疾患のなかで，DLB は一般の方々への認知度も最近急上昇してきていますが，認知症全体に占める割合は 20％前後といわれています．一方，わが国における長期間の疫学調査の代表的存在である久山町研究では，認知症の剖検 205 例での報告から，DLB（アルツハイマー病や血管性認知症との合併も含める）は約 15％，そのなかで純粋な DLB は 4.4％であったと報告[5]しており，報告者により出現頻度の差がある程度みられるようです．
- □ Lewy 小体の病理は他の認知症性疾患に合併することも多く，昔はアルツハイマー病と考えられていた疾患のなかに紛れていることも十分ありえます．アルツハイマー病とされる患者にみられる幻覚妄想などの精神症状は，Lewy 小体病理を合併するためと考える向きもあります．

> ▶**MEMO　1 year rule**
> DLB，PDD と呼び方を区別するのはいわゆる「1 year rule」と呼ばれる考え方があり，PD 発症後 1 年以内に認知症を発症したもの（ないしは認知症が PD 症状に先行するもの）が DLB であり，PD 発症後 1 年以上たってから認知症をきたしたものは PDD とするというものです．DLB の提唱者である小阪によれば，PDD も DLB も，さらには PD も加え，いずれも基礎にあるのは Lewy 小体の蓄積であり，これらは同一スペクトラムにある疾患と考えるべきとされています．

2　DLB の臨床的特徴
1）意識レベルの変動
- □ DLB の臨床的特徴は，診断基準の中核的症状に包含されています．意識

レベルの変動とは，『今，ご飯を食べたり，話をしていたのに急にぼーっとして返事をしなくなった．いきなり眠り込んでしまった』という症状としてあらわれます．
▢この意識レベルの変動の時間は個人差が大きく，長い症例だと日や月の単位でレベル変動を認めることもあるとされます．分単位の短いスパンで出現するときは，いきなり喋らなくなる，意識を失ったように見える，ということで，介護施設などから『急に意識を失ったけど脳卒中か，てんかんか？』と，救急車で来院してしまうこともしばしばあります．
▢しかしながら，元々DLBと診断されていて他の神経徴候などに問題がなければ，合併しうる症状の一つであることをよく説明し，慌てる必要はないことを伝えることが必要でしょう（他疾患の除外は必要ですが）．

> ⚠注意　**睡眠発作**
>
> 意識レベルの変動と似たような症状として，PDでは，長期間のレボドパ製剤/アゴニスト投与などのために『睡眠発作（sleep attack）』をきたしてしまうこともありますので，DLBの意識レベルの変容とともに注意しておきましょう．

2）認知機能低下

▢意識レベルの変動以外に，DLBでは認知機能低下は当初あまり目立たないことも多いのですが，視覚認知の障害や注意力低下などで気付かれることもあります．**視覚認知の障害とも密接に結びついているのが幻覚・妄想などの精神症状です．**
▢必ずしも『無いものが見える，死んだはずの人が来た』などの**幻視 visual hallucination** だけではなく，『だれかはわからないが，家の中にだれか知らない人がいる』のような**異常な気配（実体意識性）**として感じ取ることもあり，または夜薄暗いところなどでハンガーに掛かった衣服を見て『人がいる』という**錯視**を認めることもあります（**表2**）[6]．
▢気配を感じるだけのものから，明らかに『見える』と訴える幻覚まで，その程度は人によりさまざまですが，いわゆる精神科領域疾患に伴う幻覚妄

表2 DLBの精神症状

幻覚および関連症状	誤認および関連症状	妄想および関連症状
人物の幻視	人物の誤認	盗害妄想
実体意識性	幻の同居人	迫害妄想
動物・虫の幻視	Capgras症状	心気的妄想
物体の幻視	場所の重複記憶錯誤	嫉妬妄想
要素性幻視	人物の重複記憶錯誤	妊娠妄想
幻聴	実際は居ない家族が家にいる	
体感幻覚	亡くなった身内が生きている	
	物体の誤認	
	場所の誤認	
	TV誤認	
	その他の誤認関連症状	

(文献6) より引用)

想と比べると,怖いもの,患者を傷つけようとするものなどはそう多くはないように思われます.

□認知症が進行してきた人では,夜間幻覚が見えたりするとびっくりして騒いでしまうこともありますが,DLBの場合は幻覚が見えてもあまり大騒ぎすることはなく,そこにあるものとして見ているような状況も多いようです.**要素性の幻覚**(→MEMO)を認めることもあり,光のような単純なものから,『壁から口だけ出て何か喋っている』と訴える人もいます.

▶**MEMO　要素性の幻覚とは**

幻覚とは,『そこに無いもの』を『ある』と認知してしまう症状であり,『人・物体』などが見える幻視は複雑性幻視,『音楽』が聞こえるのは複雑性幻聴と呼ばれます.一方これらに対して,『稲妻のような光,線・丸・三角などの単純な図形』を認めるのは要素性幻視,言語や音楽でない音(ベルの音など)が聞こえるものを要素性幻聴と呼びます.要素性幻覚はDLBだけでなく,部分てんかんなど他疾患でも認めることがあります.片頭痛の閃輝性暗点のような症状も,要素性幻視と間違えやすいかもしれません.老人の『耳鳴り』も,一部には要素性幻聴もあるのでしょう.

- DLBの幻覚発症のメカニズムについて，長濱によれば，DLBの幻視は背側・腹側視覚連合野の機能不全，ドパミン系の過感受性，アセチルコリン系の障害などに起因し，誤認は大脳辺縁-傍辺縁系の機能不全による記憶・情動の障害に関連するとしています[7]．
- SPECTでの後頭葉の血流低下や，PETでの糖代謝低下など，後頭葉付近，特に視覚連合野の関与を示唆するものがありますが，SPECTでの後頭葉の血流低下をはっきりとは認めない症例もあります．ただ不思議なのは，DLBは薬剤（抗パ剤・抗精神病薬のいずれも）を投与する前から幻覚などを認めるのに対し，いわゆる**PDDでは抗パ剤などの治療を長年行った後に出現してくることが多い**ことです．Lewy小体という共通した病理像を呈しても，その分布や他の神経変性の関与など，さまざまな要因によりDLBとPDDの幻覚発症のタイミングが変わるのかもしれません．
- 誤認に関連する症状としては，下記に挙げる『幻の同居人』，『Capgras（カプグラ）症状』，『（人物・物体などの）重複記憶錯誤』などが特異な症状として有名です．
- **幻の同居人**：『うちの2階に家族以外の誰かが住んでいるんです．顔を合わせたことはないけど，いるんですよ』というものです．実体意識性の『誰かいる』というのに近いのですが，『家の中に住んでいる』と，もう少し具体性を持った訴えとなります．ただし，顔や姿はわからないと訴えます．
- **Capgras（カプグラ）症状**：替え玉妄想ともいわれるもので，『うちの妻が，そっくりな人間と入れ替わっているんです』というような言葉で表現されます．
- **重複記憶錯誤**：人物・物体のどちらでも認められ，例えば『うちと同じ家がもう一軒他所にあるんです．そこにもここにいるのと同じ姿をした妻がいます』というものです．Capgras症状は対象を替え玉（偽者）と認識していますが，重複記憶錯誤ではどちらも本物と認識しているのが異なる点です．
- その他，妄想とその関連症状としては，『物盗られ妄想（自分の物を盗まれた）』，『迫害妄想（家人からいじめられている）』，『嫉妬妄想』，『妊娠妄想』などがあります．筆者自身，妊娠妄想を訴える高齢者には出会ったことが

ありませんが，『物盗られ妄想』，『迫害妄想』は結構多く認めます．また，夫婦とも高齢者であっても，嫉妬妄想・不義妄想などは結構認めることがあります．

> ⚠️ **注意** **虐待の可能性を見逃さない！**
> 幻覚はまだしも，妄想については，患者以外の家族などによく確認しないと，なかには本当に虐待されていることもありえますので，聞き取り調査などについては十分に気をつける必要があるでしょう．

> **雑談**
>
> ### 「座敷童子」
>
> 昔から岩手県のとある旧家にいるといわれる『座敷童子（ざしきわらし）』も，伝承によれば『顔や姿ははっきりとしない』とされている点など，『幻の同居人』と非常に似ており，DLBのようなメカニズムで表れるのかもしれません．DLBであれば，むしろ大人（中年以降くらい）でよく見えるのではないかと思うのですが，『座敷童子』は子供には見えるが大人には見えないともいわれている点がDLBとは合わないでしょう．『座敷童子』だけでなく，『子供にしか見えない妖精』も，ひょっとしたらドパミン系などのneurotransmitterが関与しているのでしょうか？

3 PDDでの精神症状

☐ PDDでの精神症状は，DLBとはやや異なる点もあります．PDDの場合，パーキンソニズムに対して薬物治療がなされていることが圧倒的に多く，**薬剤性の精神症状の可能性についても留意しなければなりません**．漠然とレボドパ製剤では幻覚が出やすいと思っておられる方も多いと思いますが，**レボドパ製剤による幻覚は，他の抗パ剤と比較すると最も少ない**といってもよいでしょう．

☐ 図1に示すとおり，左側の薬剤ほど幻覚などの精神症状をきたしやすいとされていますので，幻覚妄想などを認め，かつそれが日常生活に支障をきたすようなものであれば，幻覚の出やすいものから順番に薬剤を減量〜

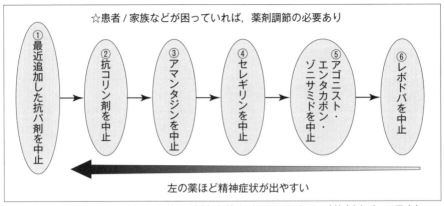

図1 パーキンソン病治療薬で精神症状が出現したら？（薬剤中止の順序）

中止し，患者および家族が困らない程度にまで調整する必要があります．
□ただ，一部であっても抗パ剤を減量中止するとPD症状のコントロールとしては悪化してくる可能性がありますので，**幻覚によるQOL低下と薬剤減量によるADL低下のバランスを見極める**ことが肝要です．
□**レボドパ製剤は，抗パーキンソン作用と幻覚などの副作用の点から見ると，最後まで温存・継続すべき薬剤**であるといえます．

コツ　精神症状（幻覚など）が出たときの対応

図1に書いたような順番で投与量の調整を行いますが，このときの原則は，①最近追加した薬剤をまず中止する，②変更する薬剤は1回に1種類とする，③1種類の薬剤をいきなり中止にはせず，少しずつ減量する，④レボドパ製剤は最後まで温存しておく，です．複数薬剤を一度に変更すると，どれが影響を及ぼしていたのかわからなくなりますので，1種類ずつの変更が基本です．必要以上に減量を急ぐと，ADL低下が顕著となることもあるため，頻回に症状をチェックすることも必要です．症状が消失した後にADL低下が明らかであれば，状況に応じてレボドパ製剤の増量などで対応すべきですが，その場合にも精神症状の悪化には常に注意が必要です．やむをえず非定型向精神薬を幻覚妄想の抑制に用いるときは必要最小限とし，改善したら速やかに中止すべきです（睡眠剤ではないことに注意しましょう）．

💡コツ　ミアンセリンの上手な使いかた

PDD で幻覚を認めたとき，特に夜間に症状が出現し，不穏となったりするときは，ミアンセリン（テトラミド®）をしばしば用いています．①非定型向精神薬と比較して，パーキンソニズム悪化の心配がほとんどない，②血糖値悪化の心配がない，③少量で用いれば翌朝まで持ち越してしまうことも少ない，などが主な理由です（このアイデアは，自治医大で一緒に仕事をしていた池口邦彦先生によるものです）．

4　DLB の「薬剤に対する過敏性（効きすぎ）」

☐ 一方，DLB では，その特徴として『薬剤に対する過敏性』が指摘されています．幻覚を認めて精神科疾患だろうと精神科を受診し，抗精神病薬を服用してみたら効きすぎてしまい，朝になっても起きない，昼間も眠ってばかりいる，などの副作用が出現してしまうことも十分考えられます．

💡コツ　常に DLB の可能性を念頭に

幻覚症状のみで DLB と診断することはかなり難しいと思われますが，投与された薬剤に対して，反応がおかしい（妙に効きすぎる，寝てばかりいるようになったなど）と思ったら，DLB の可能性を考慮することが大切です．

☐ DLB の場合，パーキンソニズムは PD よりも軽いことが多く，ほとんど認めないこともありますが，軽度のパーキンソニズムを認めたときに抗パ剤を投与しても過敏性を示してしまい，幻覚妄想などの副作用が PD よりもはるかに出現しやすくなってしまいます．

☐ DLB と思われる患者に PD 症状のコントロール目的で抗パ剤を処方するときは，アゴニストやアマンタジン，抗コリン剤など元々幻覚妄想などの精神症状を起こしやすい薬剤は使用せず，レボドパ製剤を少量から注意深く投与して様子を見ることにします．

> [処方例]
> ①開始量：レボドパ製剤（カルビドパ製剤/ベンゼラジド製剤いずれでも可）
>   50mg 1×朝
> ②増量：100mg/日 2×朝昼（50-50-0）→ 150mg/日 3×N（50-50-50）
>   1週間ごとに少量ずつ増量
> ③150mg/日では不足するとき
>   幻覚などの出現に注意しながら，下記のように1週間ごとに増量
>   200mg/日 3×（100-50-50）→ 250mg/日 3×（100-100-50）
>   → 300mg/日 3×N（場合によってはもう少し増量することもある）
> ④抗コリン薬・アマンタジンは禁忌と考えるべき，アゴニストも極力使わない．

☐ DLBでの幻覚に対しては，**少量ドネペジルが奏効することもあります**ので，DLBと診断したら一度は試みてもよいでしょう．ただ，適応上はDLBに対して最大10mg/日の投与が認められていますが，**どんな症例でも最大量まで増量するのがよいわけではありません．**

☐ ドネペジル5mg/日ではかえって調子が悪い・興奮するなどの症状を認めることもあり，エビデンスとしてははっきりしませんが，**むしろ2～3mg/日の少量投与のほうが覚醒度もアップし，幻覚もそれなりに落ち着く**ということを家族から指摘されることが時々あります．

☐ PDDで先ほど述べたミアンセリンを使用することもありますが，やはり過敏性（効きすぎ）には注意する必要があります．

> ⚠ 注意　**ドネペジルの副作用**
>
> ドネペジルの副作用としてパーキンソニズム（歩行障害や振戦）の悪化が起こることもありますし，ごくまれ（100人に1人程度）に徐脈（30～40/分台になることもある）を呈することもありますので，投与の際には常に注意が必要です．

❸ 抗パ剤の副作用による非運動症状

☐ 幻覚妄想などの副作用は，レボドパ製剤よりもドパミンアゴニストで起こりやすいといわれていましたが，**ドパミンアゴニストが繁用されるようになってから，特定の精神症状（非運動症状）が特に注目されるようになってきました**．

☐ 便秘や嗅覚異常，レム睡眠期行動異常 REM sleep behavioral disorder（RBD）などは発症前から存在しうる非運動症状ですが，以下のような非運動症状は，長期間の治療による合併症として出現するとされ，特に特有のドパミンアゴニストとのつながりも取り沙汰されています．

☐ ドパミンアゴニストとの関係が注目される非運動症状としては下記の3つが挙げられます．

　①衝動制御障害 impulse control disorders（ICD）
　②反復常同行動 punding
　③ドパミン調節異常症候群 dopamine dysregulation syndrome（DDS）

☐ 3章でも述べたように，PDの性格の特徴は『石橋を叩いて渡らない』，『AAA（Apathy, Anxiety, Anhedonia）』であると述べましたが，特に**ICDについては，典型的PD性格と正反対**の状況になってしまいます．

☐ ICDに含まれる行動障害の症状としては，後述しますが，**ICDはPDに特異的なものではなく，精神障害の症状としてDSM-5にも記載されたもの**であるということには注意しておきましょう．

☐ PDの場合，D_1からD_5まであるドパミン受容体のなかで，D_3受容体を刺激する作用が強いものが，ICDを誘発しやすいと考えられています．PDでは抑うつ状態を呈することが多いことは前にも述べましたが，このときD_3受容体を適度に刺激すると抑うつ状態が改善し，元気が出てくるようになるといわれています．

☐ ただし，刺激しすぎてしまうと，ICDやpundingなどの諸症状を誘発する可能性が高くなってきます．以前からある麦角系アゴニストはD_3受容体への作用は少ないとされており，ICDなどは比較的起こしにくいと考

えられますが，非麦角系アゴニストはD₃受容体への作用が比較的高いとされています．そのなかでもプラミペキソールは速放錠・徐放錠いずれもD₃への作用が大きいとされ（このためPDの抑うつで効果があるとされていますが），ICDへの関与が示唆されています．

☐しかしながら，他の非麦角系アゴニストでも当然起こりうる副作用ですので，プラミペキソール以外の非麦角系だからといって安心はできません．

1 ドパミンアゴニストの副作用による衝動制御障害（ICD）

☐以下に，衝動制御障害（ICD）の主症状を概説します．

1）病的賭博 pathological gambling

☐若年発症で，比較的進行期の男性PD患者に比較的多いとされます．家庭生活・社会生活が破綻してもなおギャンブルに没頭してしまい，身を持ち崩してしまうケースもあります．いわゆるパチンコ依存症というのもこれに該当すると考えられます．

2）性欲亢進 hypersexuality

☐病的賭博と同様，若年発症で，比較的進行期の男性PD患者に多いとされます．

3）買い物依存 excessive shopping

☐なぜ買ってしまうのか，自分自身でもうまく説明できないことが多いとされています．インターネットの普及した現代では，パソコンやスマホなどを使ってのネットショッピングに明け暮れる，ということもみられます．

4）過食 binge eating

☐いわゆる『**むちゃ食い**』の状態で，男女に差はないとされています．通常のPDでは体重増加をきたすことはあまりないと思われますが，過食を呈する患者ではしばしば体重増加をきたすこともあります．

5）爆発的攻撃行動 intermittent explosive disorder

☐ PD の人は AAA のような性格傾向から，一般には他人とのもめ事も避けるようになることが多いと思われますが，それとは正反対に，ちょっとしたことですぐ怒る『瞬間湯沸かし器』型とでもいえるような性格になってしまうことがあります．この場合，易怒性を認めるだけではなく，実際に暴力的行為に及んでしまうこともあります．

> **▶MEMO　筆者が経験した衝動制御障害（ICD）の実例**
>
> ●病的賭博の例
>
> 60 歳代女性，約 10 年の PD 治療歴があり，病初期から不安症状も強く，抗不安剤などの内服も行っていました．複数の医療機関を数年ごとに転々とし，当院を受診しました．受診時には on-off を認め，on 時の ADL は自立していますが，off になると 1 人では歩けず，不安も強く家族に対する依存も強くなります．介護している夫によれば，『家で動けるときは，タクシーを自分で呼んで勝手にパチンコに行ってしまいます』とのことで，パチンコ屋でかなりの時間とお金を費やしているようでした．明らかに病的賭博の状態に陥っていると判断し，レボドパ製剤中心の処方にしたところ，パチンコには行かなくなりましたが，アゴニストを中止したため『やる気』も低下してしまいました．
>
> ●性欲亢進の例
>
> 60 歳，男性．PD 治療歴は約 10 年で，レボドパ製剤と麦角系アゴニストを中心に治療を行い，wearing-off を認めるものの ADL はほぼ自立していました．患者自身からの訴えは全くありませんでしたが，外来に同居の家族が同席したとき，『夜になるとパソコンでエッチな画像ばかり見ているんです』との訴えがありました．家族からの話によれば，あまりに長時間見ているため，心配になり一緒に受診したとのことでした．その後内服薬の調整を行い，このような行為は消失しました．この患者の場合，家族からの訴えがなければ性欲亢進についての情報は知ることがなく，現在も続いていたかもしれません．
>
> 衝動制御障害（ICD）の各種症状は，患者自身が訴えることはほとんどありません．ICD に関するパンフレットを手渡すなどして，『こんな症状はないですか？』などと伝えることも必要です．

2 ドパミンアゴニストの副作用による反復常同行動 punding

☐ 反復常同行動 punding と呼ばれるものは，**『他人から見て今行う必要のないことに没頭し，寝食や排泄も忘れてしまうこと』**とされています．例を挙げると，
①瓶の王冠を沢山集める
②（特別きれいでもない）雑草の花の写真をひたすら撮りまくる
③パッチワークをたくさん作りあちこち近所に配って歩く
などの行為が挙げられます．いわゆるコレクターと呼ばれる人の中には，他人から見れば『何でこんな物を集めてるんだろう？』と疑問に思えるような人もいれば，完全に『ゴミ』としか見えない物を集めている人もいます．

☐ ICD と同様，punding も PD 以外の状態で認めることも当然あり，いわゆるゴミ屋敷の住人の中には，何らかの原因で punding を呈している人もいるのではないかと想像するところです．

☐ punding の機序については，背側線条体回路の感受性亢進が考えられており，アゴニストだけでなくレボドパ製剤投与でも出現することがあります．

3 ドパミンアゴニストの副作用によるドパミン調節異常症候群（DDS）

☐ ドパミン調節異常症候群（DDS）は，換言すれば**『ドパミン依存症』の状態である**といえます．『パーキンソン病治療ガイドライン』では，**『ドパミン補充療法への必要量を超えた渇望を主徴とし，社会生活に支障を生じるような行動障害や情動障害を呈する症状』**と定義されています．

☐ レボドパ製剤が切れると，体の動きが悪くなる以上に不安でたまらなくなる．そこで内服するとどんどん動けるようになり気持ちも良くなる（快感を感じる）ため，必要以上にレボドパ製剤を欲してしまい，『薬がなくなったから処方して欲しい』と，次回予約日を待てずに受診することで発覚する人もいます．なかには，『いつも行っている医院が今日は休みだから』と，普段かかったことのない医療機関を受診して薬剤を入手しようとする人もいます．日本ではまだ例がないのでしょうが，海外では薬剤を手に入れる

ため，反社会的・非合法的手段をとってしまうこともあるようで，盗みに入るケースもあるようです．
□このように，使い方を誤ると麻薬などの薬物依存と同様の状況が起きてしまうこともあるのですが，レボドパ製剤の効果は確実であり，きちんと管理された投与ではこのような問題がまず起こることはないと思われますので，処方する側も十分に気をつけるべきだろうと思います．
□このような症状は，全般的に，若年発症や新奇探索傾向の強い男性患者で起こりやすいともいわれておりますので，PD として治療を開始するときに薬剤選択に十分注意すべきといえるでしょう．

> **コツ 家族などの介護者にも患者の様子を聞く**
> 通常の外来診療では，患者側から ICD や punding などのような症状を訴えることはまずありません．一晩中起きてネットばかりやってないか，薬を決められた以上に飲んでないか，怒りっぽくなってきていないか，などについて家族などの介護者・身近な人に普段の様子をよく聞くことも重要です．

4 パーキンソン病の手術療法と認知症

□別項に詳しく記載しますが，PD の手術療法として大別すると，**破壊療法**と**刺激療法**があります．

1 視床腹中間核（Vim）破壊術

□振戦に対して，視床腹中間核（Vim）破壊術は効果的ですが，視床破壊術を両側に施行すると認知機能が低下すると考えられており，両側視床破壊術は通常避けるべきと考えられます．これは，多発性脳梗塞を思い浮かべれば想像に難くないのですが，**視床梗塞の場合は，ラクナ梗塞単独であっても認知症のような状態になることがある**（strategic single infarct dementia：脳卒中ガイドラインより）ため，特に注意が必要となります．
□脳卒中ガイドラインによれば，脳血管障害による内側視床病変では急性期

の傾眠，記銘力障害，意欲・自発性低下などが出現するとされており，両側性障害ではこれに加え構音・嚥下障害なども認めます．
- 破壊術とは，電気凝固により小さな破壊病変を形成するのですが，できる破壊病変はその大きさからするとラクナ梗塞そのものといってもよいでしょう．

2 脳深部刺激療法 deep brain stimulation（DBS）

- 一方，DBS は脳内に電極を挿入し，心臓ペースメーカと同様のジェネレータにより，脳内の特定部位を刺激して PD 症状を改善する治療法です．
- 破壊術とは異なり，淡蒼球内節（GPi）や視床下核（STN）が主としてそのターゲットとなります（視床刺激術などもあります）が，パーキンソン病治療ガイドラインによれば，合併症として認知障害，うつ，構音障害などが知られており，GPi 刺激よりも STN 刺激のほうが精神機能合併症の頻度が高いとされています．
- 術後の精神症状（うつ・ICD など）や認知症の発症を予防するため，術前の認知機能評価・精神機能評価は必須です．その他にも手術の条件としては，高齢ではない（概ね 70 歳以下が対象），著しい脳萎縮を認めない，PD 以外のパーキンソン関連疾患の可能性がない（PD 以外では効果は期待できない），などの点を確認する必要があります．それでも術後に認知・精神症状の顕在化を認めることは少なからずあり，そのような場合には**薬剤の用量や刺激条件を細かく調整する**ことが必要となります．
- 『パーキンソン病治療ガイドライン』には，DBS の副作用として，『ADL に支障をきたすほどの全般的認知機能低下はなく，薬物治療と差はなかった』という報告を引用していますが，**認知機能低下をきたす症例は現実に存在**し，認知症のために薬剤減量/電気刺激減弱などが必要となり，その結果 ADL 低下につながる症例も経験しています．

- 以下に，STN-DBS 施行後の認知症/精神症状を経験した症例を呈示します．

《症例1》術前の精神症状に気付かず STN-DBS を施行した女性例
●現病歴
　X 年（48 歳）：歩行障害で発症
　X＋3 年：イーシードパール®1.5T 3×で治療を開始
　X＋8 年：カバサール®追加
　X＋12 年：エフピー®追加．イーシードパール®への依存性が経過とともに強くなり 8T/ 日を内服．自己調節して rescue dose としてイーシードパール®半錠程度を追加で服用することも多くなった．
　X＋13 年：『外に人がいて見張られている』などの幻覚・妄想を家族に訴えていたが，発覚したのは DBS 術後であった．on-off があり，on のときには筋固縮や振戦はほとんどなく，非常によく動けるがジスキネジアを認めている．
　同年：STN-DBS を施行
　　　術直前の内服：イーシードパール®（100）8T 8×
　　　　　　　　　　カバサール®（1）2T 1×
　　　　　　　　　　エフピー®（2.5）1T 1×
　　　　　　　　　　テトラミド®（10）1T 1×（不眠に対して処方）
　X＋13 年 6 月．両側 STN-DBS を施行．
●術後の経過
　術後しばらくして『外を見ると，隣の屋根に人が登るんです．その人が下に落ちたと思ったら，また登っているんです．登って落ちるのをずっと繰り返しています』という幻覚が再燃した．薬剤調整・DBS チューニングなどを繰り返すも幻覚・認知症の悪化を認め，その後 6 年の間に DBS のリード線が通っている頭皮の潰瘍・感染などを 5〜6 回繰り返したため，最終的に左 STN へ挿入された DBS のリード線を抜去せざるをえなくなった．頭蓋内電極と IPG は皮下埋没とした．

☐この症例では，術前に精神症状が存在していたにもかかわらず，術前チェックをすり抜けて手術を施行し，その後認知症/精神症状が顕著となりました．術前からレボドパ製剤を自己調整して rescue dose（運動症状が目立つときに緊急避難として定時以外の内服を行うこと）を用いていたなど，

ICD の傾向がすでにあったと考えるべきであったと思います．
☐ カバサールは D_1/D_2 作用が主体であり，ICD につながる D_3 作用は低いと考えられていますので，この症例ではレボドパ製剤により DDS が発症していた可能性が大きいかもしれません．この症例は男性ではありませんが，発症年齢が 48 歳と比較的若年であったことが，DDS のリスクにつながったのかもしれません．
☐ 幻覚妄想などの精神症状＋認知症進行に加え，手術部位の潰瘍や感染などのために結局は一側の DBS を抜去せざるをえない状況となってしまいました．抜去前の左 STN の刺激条件は刺激電圧 1.6 V，パルス幅 90 μ sec，刺激頻度 135 Hz と，刺激電圧がそう高くなかったためか，右 STN のみの刺激となってしまったものの運動症状に大きな変化は認めなかったことは，不幸中の幸いといってもよいかもしれません．

▶**MEMO　DBS の構成**

DBS は，埋め込み式電気刺激装置 implantable pulse generator（IPG）と脳に刺入する刺激電極，その 2 つを結ぶリード線から構成されます．IPG はペースメーカーと同じような形状の device で，鎖骨下付近の前胸部の皮下にポケットを作成して挿入し，リード線は皮下を這わせて刺激電極に接続します．IPG のプログラミング・チューニングは専用のプログラマで行いますが，患者は on/off のみ可能なリモコンを持ち，外部からの干渉などで電源 off となったときに復旧できるようになっています．

《症例 2》術前に軽度脳萎縮を呈しており，術後に認知症・脳萎縮が進行した女性例
- 既往歴：頸髄脊柱管狭窄症で手術（50 歳）
- 現病歴

　X 年（51 歳）：歩行障害で発症．その後内服治療を開始．

　X＋10 年：イーシードパール®を 1 日 9 錠内服するようになる．ADL は自立しているが，on/off があり，ジスキネジアも認めている．off 時には後頸部の張りや痛みが出現，耐え難いものとなっている．

X＋11年：術前検査でHDS-R 21点と軽度低下，頭部MRIでは軽度の脳萎縮を認めるもDBSには影響ないものと判断し，STN-DBSを施行．
- **術直前の内服**：イーシードパール®9T 9×
  カバサール®（1）3T 1×
- **術後経過**

 次第に認知症の進行を認め，ADL低下（生活に介助を要する）や脳萎縮（海馬傍回など）も進行を認めるようになった．術後5年でドネペジル3mgを服用するようになり，その2ヵ月後にはグループホーム入所となった．術後6年でIPGのバッテリーチェックを行ったところ，電池切れであることが判明したが，家族が交換を希望せず，IPG・リード線などは挿入されたままである．手術から8年以上が経過し，認知症は非常に重度となり，発語はなく，知人の顔もわからなくなった．タオルをいじるなどの常同行動を認めている．現在は内服薬のみによりPDの運動症状は比較的保たれており，ジスキネジアを認めるが手を引けばそれなりに歩ける状態である．

☐ この症例は，症例1とは異なり，幻覚妄想などの精神症状やICDなどは術前に認めておらず，STN-DBSの適応ありと判断して手術を施行しました．

☐ 自治医大では，DBSの術前検査として，HDS-R（改訂長谷川式簡易知能検査）・FAB（Frontal Assessment Battery）・WCST（Wisconsin Card Sorting Test）・画像検査などで評価を行うことにしていました．本症例では画像上の軽度脳萎縮とHDS-Rの軽度低下はあるものの，臨床的に問題となる認知機能低下は認めてはいませんでした．術後に認知症が進行し，PDDと同様の状態となったと思われます．最終的には自宅での介護が困難となり，グループホーム入所となりましたが，その間にバッテリー切れも起こしてしまい，IPG交換は行わなかったという経過になっています．

☐ STN-DBSの副作用は先ほど述べたとおりですが，精神症状などは刺激条件の調整で改善が可能とされています．しかしながらこの症例のように**手術を契機として認知症・脳萎縮の進行を認める症例も確実に存在して**おり，手術侵襲あるいはDBSの刺激そのものがPDDを誘発したという可

能性も否定できないように思われます．幻覚などの精神症状はDBSの調整によりある程度対応できるかもしれませんが，いったん認知症が進行してくると，DBSではもはやコントロールは不可能です．

◻︎術後の刺激条件や内服薬の調整は非常に重要ですが，**認知機能障害や脳萎縮の進行などにも十分注意**を払う必要があるでしょう．

まとめ

- PDに対する治療薬も増え，ほぼ天寿を全うできるようになった現在では，PDの経過とともに認知症（PDD）も増えるため，認知症状に対する対応も不可欠となる．PDDとDLBはLewy小体病として一つの範疇に包含されるものだが，症状や薬剤に対する反応の違いなどもあるため，対応のポイントを熟知しておく必要がある．
- 認知症とは別に，PDのQOLを障害する合併症としての衝動制御障害（ICD），ドパミン調節異常症候群（DDS），反復常同行動（punding）などがしばしば治療上の問題として出現する．運動症状のみに気をとられていると見落としがちになってしまうが，油断せずに症状の把握に努め，適切に対応するようにする．
- 薬剤でのコントロールが困難となったとき，脳外科的治療（深部脳刺激術／破壊術）を選択することもあるが，手術を契機として認知症などが顕在化／悪化しうることも忘れないようにする．

■文献

1) 栗崎博司：パーキンソン病の認知機能障害について．認知神経科学 11：220-227, 2009
2) Litvan I, et al：Diagnostic criteria for mild cognitive impairment in Parkinson's disease：Movement Disorder Society Task Force guidelines. Mov Disord 27：349-356, 2012
3) Connie M, et al：Measuring mild cognitive impairment in patients with Parkinson's disease. Mov Disord 28：626-633, 2013
4) McKeith IG, et al：Consortium on DLB. Diagnosis and management of dementia with Lewy bodies：third report of the DLB Consortium. Neurology 65：1863-1872, 2005
5) 佐々木健介，他：アルツハイマー病と耐糖能異常：久山町認知症研究．老年期認知症研究会誌 18：20-24, 2011
6) 長濱康弘：レビー小体型認知症：BPSDのメカニズム．老年期認知症研究会誌 19：41-43, 2012
7) 長濱康弘：DLBに特有のBPSD発生メカニズムと具体的対処法．老年精神医学雑誌 23（suppl I）：81-88, 2012

COLUMN

狐に化かされた……？

　子供の頃に『狐（または狸など）に化かされた話』というのを聞いたことがある人はどれくらいいるでしょうか？『酒を飲んで気分が良くなって家に帰ろうと歩いていると，同じ場所をぐるぐる回って家にたどり着けない』というようなものです．都会では今や夜にキツネが出るような場所はなくなってしまったのでしょうが，田舎ではまだまだ残っているかもしれません．医学生になってからは『アルコールの影響もあるし，精神運動発作に近いような症状が出ているのでは？』などと勝手に想像したりしていました．

　筆者が大学を卒業するかしないかの頃，父親がそのような体験をしたと聞きました．『酒を飲んでいて，駅から家まで歩いて帰る途中，赤い火の玉のようなものがボーッと見えた．それについて歩いていたけどその後はよく覚えていない』そうですが，家とは違う方向に歩いていたところをたまたま知り合いの人が通りかかって，声を掛けられたところで我に返ったそうです．

　部分てんかんと同じメカニズムで自動症（automatism）を起こしたとも考えられますが，『赤い火の玉』とはすなわち要素性幻視であり，アルコールの影響も否定できないとはいえ意識レベルの一時的な低下も認めると考えるならば，これらの症状はDLBの症状と似ているともいえるのではないでしょうか．

　皆さんはどう思われますか？

7章
パーキンソン病の鑑別診断

イントロダクション

　パーキンソン病の鑑別疾患として，1）非変性疾患：血管性パーキンソニズム，薬物性パーキンソニズム，中毒性，脳炎後パーキンソニズム，脳外科的疾患など，2）神経変性疾患：多系統萎縮症，大脳皮質基底核変性症，進行性核上性麻痺，などに大別されます．

　ここでは各疾患の特徴とパーキンソン病との違いなどを列挙し，治療法についても可能なものは言及しました．画像所見で特徴を認める疾患については画像も提示し，見た目でもわかりやすくなるようにしました．特に病初期にはパーキンソン病とこれら疾患群との鑑別が困難なことが多いため，症状などのなかで鑑別のヒントにつながるような症候を意識して記載しました．

□パーキンソニズムとパーキンソン病（PD）の関連性については，どのようになっているのでしょうか？
□パーキンソニズムの定義を調べてみると，水野は『**パーキンソン病の4大徴候のうち2つを認めるもの**』と記載しており[1]，一般的にはこのような症状を呈する疾患全般を『パーキンソニズム』と呼称すべきと思われます．このなかで，いわゆる『**本態性（特発性）パーキンソニズム**』に含まれるのがPDと若年性パーキンソン病（遺伝性も含む）です．その他，後ほど解説する疾患はすべて『**症候性パーキンソニズム**』ということになります．
□『パーキンソニズムは症候性を指しているので，パーキンソン病はパーキンソニズムとは別のもの』と考える向きもあるようですが，上記のような理由によりPDもパーキンソニズムの一種として何ら問題はないでしょう．
□それでは，以下にPDの鑑別診断としての症候性パーキンソニズムを列挙し，解説していきます．

1 非変性疾患によるパーキンソニズム

1 血管性パーキンソニズム vascular parkinsonism（VaP）
1）VaPとは？
□基底核を中心とした部位に多発性梗塞ができたり，深部白質に虚血性変化がびまん性に認められるいわゆる**Binswanger病**で，パーキンソニズムを認めることがしばしばあります．VaPではlower parkinsonismともいわれるように，**下半身の症状が主体であることが多い**のです．
□これに対してPDでは片側上下肢の症状が対側よりもやや目立つことが多く，VaPとは分布が異なります．VaPでは振戦はあまり認められず，筋固縮も鉛管様固縮がメインで，歯車様固縮は少ないとされます．

2）VaPの発症に関する要素
□VaPの発症に関して，基底核を中心とした部位の多発性梗塞によるもの

であれば，脳梗塞の危険因子がそのまま VaP の発症リスクを高めることになります．すなわち，高血圧，糖尿病，脂質異常症，喫煙などです．多発性脳梗塞や Binswanger 病において，高血圧の関与はかなり高いものと思われますが，PD（特に中期以降）では血圧は低めになることが多い点も鑑別点の一つになるかもしれません．
- VaP では，血管障害の結果として，仮性球麻痺や腱反射亢進，病的反射などが出現してきますが，これらの症状はいずれも PD では通常出現しないものばかりであり，PD との鑑別にもある程度役立つものと考えます．
- ただし，話しがややこしくなってしまいますが，『脳梗塞があるからこの患者のパーキンソニズムは血管障害性だ』とは必ずしも言えず，『脳梗塞をたまたま合併している』PD もあることに留意しなければなりません．
- PD か VaP かの鑑別は，画像所見のみならず，下記に記載するような症状の違い，レボドパに対する反応，あるいは MIBG 心筋シンチなどから総合的に判断する必要があります．

3) VaP の歩行障害の特徴
- VaP の歩行障害は，『小刻み歩行』と書くと PD と同じように思えるかもしれませんが，実際にはかなり違いがみられます．
- PD では歩隔は開いていませんが，VaP ではつま先を外に少し開き，歩隔も開き気味になります．VaP ではどちらかというと正常圧水頭症の歩行に似ているといえるでしょう．**VaP の極端な例では，非常に小刻みでちょこちょことした素早い足の運びになる**ことがあります．

2 薬剤性パーキンソニズム drug-induced parkinsonism（DIP）
1) DIP の特徴
- 外来に『パーキンソン病の疑い』と紹介されている患者のなかには，少なからぬ割合で DIP が混在していると実感しております．
- ある一時点での症状を見ただけでは，DIP と PD の鑑別は非常に困難なことが多く，診断にはしばしば苦慮してしまいますが，一般的には，DIP

の特徴については以下のように考えられています.
① 発症が早い
② 動作・姿勢時振戦が比較的多い
③ 症状は左右対称性であることが多い
④ 口唇ジスキネジア oral dyskinesia やアカシジア（静止不能）akathisia が多い

などです.

2) DIP の発症機序

☐ DIP は，ドパミン D_2 受容体をブロックすることにより発症し，たとえ 1 ～ 2 ヵ月の短期間だけの原因薬剤の服用でも起こりえます．また，その逆に，被疑薬を数年間内服し続けていたとしても，ある日 DIP を発症することが十分ありえるため，『**今まで飲んでいたからこの薬は関係ないだろう……**』というのが通用しないのです．

☐ "Drugs in Japan" で調べても，個々の薬剤の副作用としては，『薬剤性パーキンソニズム』と記載されていることはほとんどなく，それぞれの要素，例えば振戦，筋固縮，無動などという単語で記載されていることのほうが多いでしょう．

☐ **症状の進行は PD よりもかなり早く**，適切な対応をとらないと 1 ～ 2 ヵ月で無動がかなり進み日常生活の障害が進行し，振戦も悪化する，ということもしばしば認められます．急性～亜急性に進行してくるパーキンソニズムを見たときは，DIP を念頭に置く必要があるでしょう．

3) DIP での振戦の特徴

☐ PD の振戦は安静時に認めるのが特徴的ですが，**DIP の場合には動作・姿勢時に目立つこともしばしば認めます**．また，PD ではよく見ると振戦や筋固縮に左右差を認めることが多いのですが，DIP ではこれらの**症状の左右差があまり見られない**ことがむしろ多いでしょう．振戦に限らず，PD としては症状が典型的ではないというとき，DIP の可能性についても必ず考え，内服薬を確認するようにしましょう．この場合の内服薬とは，

自分が処方している薬だけではなく，他院からの処方薬についても，被疑薬が処方されていないかどうか，すべてチェックする必要があります．
☐ DIP では振戦以外の不随意運動やその他の過剰運動，例えば口唇ジスキネジア oral dyskinesia やアカシジア akathisia などもしばしば認めます．
☐ 口唇ジスキネジアは，ちょうど『入れ歯の合わないおばあさんが口をモゴモゴしている』というイメージで考えると理解しやすいと思いますが，実際に義歯が原因で口唇ジスキネジアを呈することもしばしばあります．口唇ジスキネジアは薬剤性錐体外路症状の表れですが，PD の症状として口唇ジスキネジアを呈することもあり，症状の解釈は結構面倒かもしれません．通常はドパミン D_2 受容体遮断薬の投与後，数ヵ月して発症する遅発性ジスキネジア tardive dyskinesia として出現することが多いようです．
☐ 一方，**アカシジア**は静座不能・静止不能と訳され，**体がそわそわ・むずむずしてじっと座っていられない，という症状**です．ジスキネジアが『不随意運動』であるのに対し，アカシジアは苦痛軽減のために随意運動が亢進している状態[3]と考えられています．ドパミン遮断薬以外の非ドパミン系の薬剤でもアカシジアを呈することが知られており，ある意味『むずむず脚症候群（下肢静止不能症候群）』と似ているところもあるかもしれません．

4）DIP の原因となる薬剤

☐ DIP の原因としては，ドパミン D_2 受容体を遮断する作用のある薬剤ではすべて誘発する可能性があると言っても過言ではありません．
☐ 向精神薬の副作用としての DIP はあまりにも有名ですが，それ以外の薬剤でも，（神経内科医以外の先生にとっては）意外な薬剤で DIP を呈することも少なくありません．先ほど述べたような，PD としては非典型的な経過・症状を見たときは必ず内服薬をすべてチェックする癖をつけましょう（**表 1**）．
☐ 最近しばしば用いられている**非定型抗精神薬**（オランザピン（ジプレキサ®），クエチアピン（セロクエル®），リスペリドン（リスパダール®）など）は，

表1 薬剤性パーキンソニズム：代表的薬剤（すべてではない）

向精神病薬	
	フェノチアジン系
	クロルプロマジン（コントミン®）
	チオリダジン（メレリル®）
	レボメプロマジン（ヒルナミン®）
	ブチロフェノン系
	ハロペリドール（セレネース®）　など……
制吐剤	
	メトクロプラミド（プリンペラン®）
	シサプリド（アセナリン®）（現在は販売中止）
胃薬	
	スルピリド（ドグマチール®）
カルシウム拮抗剤	
	アムロジピン（アムロジン®，ノルバスク®）
	ジルチアゼム（ヘルベッサー®）
	フルナリジン（フルナール®）（現在は販売中止）
その他の降圧剤	
	レセルピン（アポプロン®など）
	αメチルドーパ（アルドメット®）
抗がん剤	
	テガフール（フトラフール®）
	カルモフール（ミフロール®）
その他	
	チアプリド（グラマリール®）
	バルプロ酸（デパケン®）
	リチウム（リーマス®）
	ドネペジル（アリセプト®）

古典的な定型抗精神薬で認められたようなDIPなどの副作用が低いともいわれていますが，これも絶対ではありませんので，長期・大量投与にならないよう，使用する場合は短期決戦で投与すべきです．

◻︎**降圧剤のアムロジピン**は，意外な感じがする方もおられるかもしれません

が，全世界的に使用量が非常に多いため，頻度は低くても症例報告レベルでは数が増える，ということになるのだと思われます．
- **カルシウム拮抗薬**とDIPの関連については，ジヒドロピリジン系のアムロジピン以外に，ベンゾチアゼピン系（ベンゾジアゼピン系ではないことに注意）のジルチアゼムによるDIPを報告[2]したことがありますが，いずれにせよカルシウム拮抗薬によるDIPは相当まれではあるものの，時に起こりうるということを憶えておきましょう．
- **抗てんかん薬のバルプロ酸**によるDIPにも時々遭遇することがありますが，認知度はあまり高くないように思われます．個人的見解ですが，高齢者で脳血管障害など器質性脳疾患がある患者のてんかんに対しては，バルプロ酸は避けたほうがよいのではないかと考えております．
- 最近は認知症（アルツハイマー病やDLB）に対して**ドネペジル**を投与されている症例も多いと思いますが，ドネペジルによるDIPとして時には小刻み歩行などの歩行障害が出現してくることがあるため，『歩き方が最近おかしくなった』との訴えがあれば減量～休薬も考慮すべきでしょう．

5) DIPは予防可能か？

- それでは，DIPを予防することは可能でしょうか？
- 実臨床の場では，定型抗精神薬などのドパミン遮断薬を投与中に，同時に抗コリン剤などの投与が行われることも多いようです．この方法は教科書的に推奨しているものもあるようですが，神経内科医にはあまり好評であるとは言い難いように思われます．
- これは，抗精神病薬によるDIPで神経内科を受診する患者は，そのような予防策でも発症を予防できなかったというバイアスがかかっているため，『抗コリン剤では予防できない』と感じることが多いためではないかと想像します．
- また，高齢者の場合には，抗コリン剤による副作用（認知症，便秘，尿閉（男性）など）にもしばしば遭遇しますので，神経内科医としては慎重にならざるをえません．予防策を講じていてもDIPと思われる症状が出現した

ら，以下のようにして治療を進めることとしましょう．

6) DIPの治療
- DIPの治療の基本は，**原因薬剤の中止**です．ただ，中止してから症状が改善するのには数ヵ月かかることもしばしばありますので，DIPが疑われる患者にはその旨をきちんと説明しておかないと，『いつまで経っても治らないじゃないか，あの医者はヤブだ』ということになってしまいます．
- また複雑なことに，**DIPを発症した患者は，その後本当のPDに進行してしまうことがあります**．ドパミン細胞が減少しており，ドパミン遮断薬の影響が出やすい＝PDの前段階に達している，とも考えられるのです．だからといっていきなり抗パ剤の投与を開始するのは時期尚早とも言え，まずは経過観察を行って，2～3ヵ月程度経っても改善の兆しがなければ，PDを合併・発症した可能性を考え，抗パ剤の投与も考慮するようにしてみましょう．
- 最初から内服薬を使いたいと切望される患者には，アマンタジンの投与でも効果を認めることがありますので，一度は使用してみてもよいかもしれません．ただし，アマンタジンでもさまざまな副作用（幻覚・せん妄などの精神症状，不随意運動など）が出ることがありますので，投与時には注意が必要です．
- DIPに対して新たに抗コリン剤を投与することは，先ほど述べたような理由により，特に高齢者に対してはあまりメリットがないように思われます．

3 中毒性パーキンソニズム
1) マンガン中毒
- 教科書的にはマンガン中毒によるDIPは有名ですが，個人的にはこれまで診察したことがありません．職業歴としてのマンガン鉱山での曝露によるとされますが，わが国ではほとんど報告はないように見受けられます．
- 食物中にも微量のマンガンは含まれますが，経口摂取では過剰摂取となる

ことはないといわれており，気道からの粉塵（フューム）吸引がマンガン中毒の経路として重要といわれています．
☐換言すれば，日本国内では日常生活でマンガン中毒を起こすことはまずないと考えてよいでしょう．

2) 一酸化炭素中毒
☐もう一つの中毒性パーキンソニズムの原因として，一酸化炭素中毒があります．特に，間歇型と呼ばれる状態では，いったん急性症状から回復した後にパーキンソン症候群をはじめとするさまざまな症状を呈し，重症例では失外套症候群となって回復しないこともあります．
☐一酸化炭素中毒の場合は，急性期を脱しても安心することなく，その後の経過観察が必要となりますので注意しましょう．

4 脳炎後パーキンソニズム

1) von Economo 脳炎後遺症
☐脳炎後パーキンソニズムとして最も有名なものは，von Economo 脳炎（嗜眠性脳炎）後遺症によるパーキンソニズム[4]でしょう．
☐この疾患は『レナードの朝（原題：Awakenings）』で有名ですが，不思議なことに 1930 年代以降は発症が認められなくなっており，謎に包まれた脳炎です．von Economo 脳炎そのものは完全に歴史的存在となっていますが，パーキンソン症状は PD よりもはるかに長期間，25 年以上にわたって認められる[5]ようです．

2) 日本脳炎後遺症
☐それ以外の脳炎によるパーキンソニズムとしては，日本脳炎も挙げられますが，わが国での日本脳炎発症は，2000 年以降は 10 人/年以下となっており，脳炎後遺症としてのパーキンソニズム発症はわが国ではまずないものと考えてよいでしょう．
☐しかしながら，アジア地域では現在でも相当数（年間 5 万人程度）の日本

脳炎患者が発生しておりますので，このような地域では脳炎後遺症によるパーキンソニズムもおそらく存在するものと思われます．
- 2014年夏に国内でデング熱が約70年ぶりに発症したことは記憶に新しいのですが，今後，地球温暖化が進行し，海外で流行している感染症が国内に侵入してくる可能性も決して否定できないと思われます．そのようなときには，日本脳炎も再興感染症として問題になってくることもありえるでしょう．

3）脳炎後パーキンソニズムの特徴的症状

- 脳炎後パーキンソニズムに比較的特徴的とされる症状に，**眼球上転発作 oculogyric crisis** があります．両眼球を発作的に上転させる動きを認めますが，脳炎後パーキンソニズム以外にも抗精神病薬や，多発性硬化症，神経梅毒などさまざまな病態で出現することがあり，てんかんの症状として同様の動きを認めることもあります．
- 小児科領域では，**Tourette症候群**や**AADC欠損症**などでも眼球上転発作を認めることがあるとされていますが，心因的な原因で起こることもあるようです．特異な症状ではありますが，わが国では脳炎後パーキンソニズムの症状として認めることはほとんどないと思われます．

5 脳外科的疾患などによるパーキンソニズム

- 脳外科的疾患でパーキンソニズムを呈する疾患の代表は，**正常圧水頭症 idiopathic normal pressure hydrocephalus（iNPH）**です．
- iNPHの症状は，①歩行障害，②認知機能障害，③尿失禁が3徴として知られており，その特徴は，VaPと同様にlower parkinsonismであるということです．下肢の症状（すくみ足，小刻み歩行など）が主体であり，振戦や筋固縮はあまり認められません．
- VaPと同様，歩隔は広く，つま先がやや外側を向いて小刻み歩行となります（**図1**）．iNPHの場合は，歩行障害以外に画像で特徴ある所見（**図2**）を呈しており，画像診断とtap testによる髄液排除で症状の改善を認める

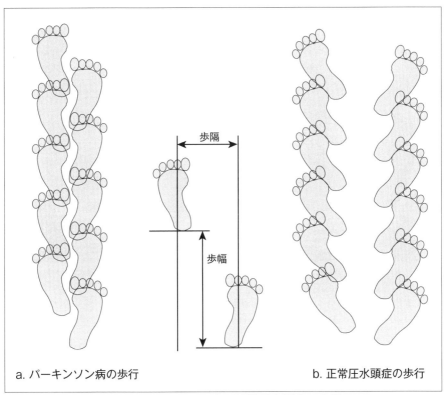

図1　パーキンソン病・正常圧水頭症の歩行

ことで診断が可能となります．
- シャント手術（V-P shun や L-P shunt など）により歩行障害は高率に改善を認めますが，認知機能障害などの改善は歩行障害に比べるとやや低いような印象があります．
- その他，厳密にはパーキンソン症状とはやや異なるところもありますが，前頭葉内側面の腫瘍性病変などで，運動前野や補足運動野が障害されると，すくみ足や奇異性歩行様の症状（あるいは歩行失行といってもよいのかもしれません）が出現することがあります．
- **歩行障害を見たときは，原因検索として一度は必ず CT や MRI などの画**

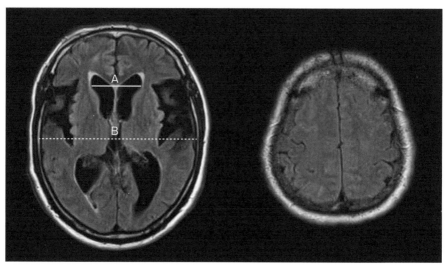

a. Evans index=0.325　　　　　　　b. 高位円蓋部脳溝の狭小化
　Sylvius裂の開大

図2　iNPHのMRI画像
A：両側の側脳室前角間の最大径（実践）
B：その断面における頭蓋内腔幅（点線）
Evans index＝A／B（脳室拡大＞0.30）

像検査をチェックするようにしておきましょう．特にMRIでは，前額断や矢状断もぜひ施行しておくべきです．

> **MEMO　iNPHの画像所見（図2）**
> 1）脳室拡大（Evans index（側脳室前角間の最大径/その断面における頭蓋内腔幅）＞0.30）
> 2）高位円蓋部脳溝の狭小化
> 3）Sylvius裂の開大

2 神経変性疾患 neurodegenerative disorders によるパーキンソニズム

☐ この項では，多系統萎縮症（MSA），大脳皮質基底核変性症 corticobasal degeneration（CBD），進行性核上性麻痺（PSP）について述べていきます．

☐ アルツハイマー病（アミロイドβ蛋白の異常も併存します）や前頭側頭型認知症の一部（いわゆる Pick 病）はタウ蛋白の異常による tauopathy（タウオパチー）と考えられていますが，CBD・PSP も tauopathy の一種です．

☐ タウ蛋白は微小管の形成を促進し，安定化するという働きを持っているとされ，CBD・PSP では微小管結合部位の繰り返し配列が4つある "4 repeated tauopathy" であり，Pick 病では，3 repeated tauopathy が蓄積し，アルツハイマー病では6種類の isoform すべてが蓄積するため 3 repeat と 4 repeat の両方が認められる [6] という違いがあります．

☐ タウ蛋白の構造の違いにより，認知症が主たる病態（3 repeated）であるものと，運動障害が主体（4 repeated）であるものとに分けられるというのは興味深いところです．

1 多系統萎縮症 multiple system atrophy（MSA）

☐ 多系統萎縮症は，神経細胞やオリゴデンドログリア内に不溶化したα-シヌクレイン（α-synuclein）が沈着して神経細胞の変性脱落が起きる疾患（α-synucleinopathy）です．

☐ 病理学的には，グリア細胞質封入体 glial cytoplasmic inclusion（GCI）を認めるのが特徴で，小脳や大脳基底核が好発部位となります．MSA も PD と同様にα-synucleinopathy の一種ですが，Lewy 小体は出現しないことが PD や DLB などのいわゆる Lewy 小体病との決定的な違いとなります．2章で『パーキンソン病は多系統が障害される疾患である』と記載しましたが，PD では錐体路障害を認めません．一方，MSA では錐体路障害をしばしば認めますので，**MSA-P と PD の鑑別に錐体路障害の有無はしばしば重要な鑑別点になります．**

☐この MSA で認められる臨床症状は，以下のとおりです．
　1）パーキンソニズム
　2）小脳性運動失調
　3）自律神経障害
　4）錐体路障害

☐さらに，MSA は 3 つの subtype に大別されます．
　a）線条体黒質変性症 striatonigral degeneration（SND［現在は MSA-P］）
　b）オリーブ橋小脳萎縮症 olibopontocerebellar atrophy（OPCA［MSA-C］）
　c）Shy-Drager 症候群 Shy-Drager syndrome（SDS）

☐MSA はその大多数が孤発性であると考えられています．わが国では MSA の中では MSA-C が最も多いとされており，MSA 全体の中の 70〜80％を占めるといわれていますが，欧米ではこの逆で，MSA-P が多数を占めるとされています．ちなみに，わが国での成人期発症の運動失調（いわゆる脊髄小脳変性症といわれる状態）の 60〜70％ が MSA-C であるともいわれています．

☐MSA の subtype の 3 群はそれぞれ overlap もあり，それぞれが明瞭に区別できるわけではありませんが，MSA-P はパーキンソニズム，MSA-C は小脳失調，SDS は自律神経障害（排尿障害，起立性低血圧など）が主体であり，錐体路症状はいずれの病型にも認めることがあります．

☐なお，海外の成書では，MSA を MSA-P と MSA-C の 2 つに大別し，SDS という名前が出てこないことが多いのですが，少なくともわが国では SDS も加えた 3 つの病型が MSA の subtype とされています．

☐それぞれの症状についてここで簡潔に説明します．

1）パーキンソニズム

☐特に MSA-P でみられるパーキンソニズムは，PD とは異なり振戦はまれであるとされますが，全くないわけではありません．動作緩慢や筋固縮が

主体となりますが，その症状はPDと同様に左右差を認めることがしばしばあります．
- 一般的には抗パ剤に対する反応が弱いとされますが，初期から中期程度（発症後数年程度まで）の間はレボドパ製剤がある程度効果を示すこともしばしばみられますので，他の症状などからMSA-Pであろうと診断しても，**『薬はないから』とあきらめるのではなく，レボドパ製剤をtryしてみる価値はあると思います**．その場合，PDよりもレボドパ投与量は多めに投与しないと反応が悪いことも多いようです．
- アゴニストは高価ですし，レボドパ製剤ほどの効果は期待できないと思われますので，MSAが疑われる場合にはレボドパ製剤のほうが望ましいでしょう．

2) 小脳性運動失調

- 失調性歩行，構音障害，四肢の運動失調，小脳性眼球運動障害などが含まれますが，通常歩行時のふらつきなどで発症し，症状は緩徐進行性を示し，経過とともに**四肢の失調や構音障害**（不明瞭slurred，爆発性explosiveなどと表現）などが目立つようになります．これらの症候は他疾患でもしばしば認められ，小脳性運動失調のみだと皮質性小脳失調症との鑑別が困難であり，他の症候や画像検査所見などを勘案しないとMSA-Cと診断することは難しいでしょう．小脳性運動失調はMSA-Cでのみ認められるのではなく，MSA-Pでもある程度認められることもあります．

3) 自律神経障害

- PDでも自律神経障害（便秘，発汗異常，起立性低血圧など）は認めますが，**MSA，特にSDSでは発症初期から著明な自律神経障害を認めるのが特徴**です．
- SDSの起立性低血圧は，例えば仰臥位では収縮期血圧が180〜200mmHgにまで上昇するのに，起き上がると100mmHg以下に低下してしまい，失神を起こしてしまうこともよくあります．仰臥位の血圧のみで高血圧と

判断し，降圧剤を投与したりすると，立位でさらに血圧低下が起きることがありますので，注意しなければなりません．
☐ 治療としては弾性ストッキングや鉱質コルチコイドの投与，水分負荷などがありますが，その効果はなかなか一定しないようです．ドロキシドパ(ドプス®)やミドドリン（メトリジン®）などの薬剤，弾性ストッキングなどを起立性低血圧に対して使用することもありますが，実臨床での感覚では効果は今ひとつのように思われます．
☐ その他の自律神経症状としては，呼吸障害や発汗障害，男性では勃起障害を認めることもよくあります．特に，MSAでは声帯麻痺（外転障害による開大不全）が起きることが知られており，**睡眠中にいびきをかいている人は呼吸停止を起こすこともあり要注意です**．
☐ **MSAでは，声帯麻痺以外の要因でも睡眠中に突然死を起こすことがあります**ので，MSAと診断された患者の家族にはそのような可能性についてもきちんと説明しておく必要があるでしょう．
☐ 声帯麻痺などには補助呼吸や気管切開などを施行することもありますが，それでも**突然死を完全に予防することはできない**とされているため，MSAと診断されたら，予後についても家族へきちんと説明しておく必要があります．

4) 錐体路障害

☐ MSAでは腱反射亢進や病的反射（Babinski / Chaddockなど）陽性を認めることがありますが，明らかな筋力低下をきたすことはほとんどありません．パーキンソン症状や自律神経症状があり，頸椎症や脳血管障害などがないのに錐体路障害を認めるときは，MSA-Pの可能性を考慮すべきでしょう．
☐ PDでは一般的なMRI画像などでは何ら変化を見いだせませんが，MSAの場合には特徴ある変化を認めることがあります（図3）．
☐ MSA-Pの場合，被殻外側にFLAIR/T2画像でスリット状の高信号域を認め，症状が片側性の場合，例えば右半身に症状がみられるときは，左被

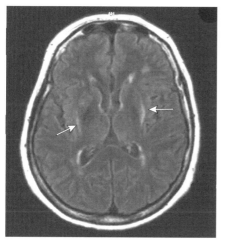
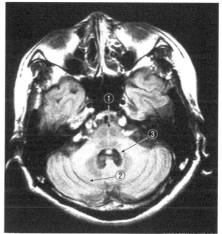

a. MSA-P
被殻外側のスリット状高信号域

b. MSA-C
①橋中央の十字サイン
②小脳萎縮
③第4脳室開大

図3　MSA の画像所見

殻外側に高信号域を認めます．この変化は発症後早期には検出できないことも多く，症状の観察とともに画像でも経過をフォローすることにより次第に明らかになることも多いようです．この画像所見は，鉄沈着によるものと考えられています（**図 3a**）．

☐ これに対し，MSA-C では脳幹・小脳の萎縮が目立ちます．特に MRI では，FLAIR／T2 強調画像などで，萎縮した橋の内部に十字サイン（cross sign）と呼ばれる所見，小脳皮質の萎縮，第 4 脳室開大，中小脳脚の高信号化などが多くみられます（**図 3b**）．

☐ MSA-P で被殻外側のスリット状高信号のみを呈するものより，MSA-C の画像変化のほうが捉えやすい印象があります．

2 大脳皮質基底核変性症 corticobasal degeneration（CBD）

☐ その名のとおり，大脳皮質と基底核（黒質・淡蒼球）の神経細胞脱落によ

る症候を呈する疾患群です．症状の左右差が顕著なことが特徴であり，症状と対側の大脳皮質・基底核の変性萎縮とそれに応じた症候を認めます．

1）大脳皮質障害による症状

◻ 大脳皮質障害による症状としては，優位半球か劣位半球かで当然異なりますが，さまざまな失行（肢節運動失行・観念運動失行など）や失語，皮質性感覚障害，他人の手徴候 alien hand syndrome，ミオクローヌス，把握反射などの皮質症状，錐体路徴候などを認めます．

◻ 皮質性感覚障害とは，単なる触圧覚とは異なる高次の感覚障害であり，**『手に握った物の形が認識できない』**というようなものです．例えば，『ポケットの中の鍵を握っても，見て確認しないと何を持っているのかわからない』，『小銭を何枚握っているかわからない』というようなことが起こります．**他人の手徴候**とは，拮抗失行とも呼ばれるもので，**片手が行おうとする行為を反対側の手が邪魔をする**ような動きをしてしまう現象です．

2）CBDの錐体路/錐体外路症状

◻ CBDではこのような運動障害が強調されることが多いのですが，**最も多く認められる症候は障害側の上下肢に認められる筋固縮**です．PDと同様，鉛管様固縮/歯車様固縮のいずれも出現します．運動野が障害されれば，麻痺が出てきても不思議ではありませんが，錐体路障害としての明らかな麻痺よりは，**腱反射亢進や病的反射，巧緻運動障害などが主体であること**が多いように思います．発症早期の典型的な症状としては，**『最近右手を動かすのが下手になってきた．時々ぴくぴく震えることもあるようだ．言葉もちょっとしゃべりにくくなったように思う』**ということで捉えられることが多いと考えます．上肢だけではなく，罹患側の下肢も障害されるため，**ひきずり歩行などの歩行障害なども出現**してきます．

◻ CBDの画像所見では，症状と同様に左右差が目立つのが特徴です．発症早期ではMRIなどの異常は明らかではありませんが，進行してくると病側大脳皮質の萎縮（**図4**），側脳室拡大などを呈するようになります．また，

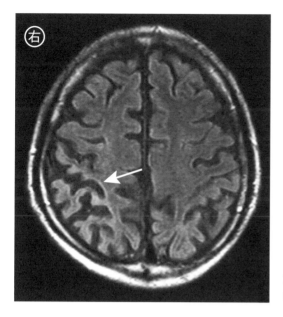

図4　CBDの画像所見
右大脳皮質の脳回が萎縮し，脳溝が目立つ．

典型例では，SPECTにおける病側の大脳皮質での血流低下が目立つようになりますが，左右差のはっきりしない症例もあるため注意が必要です．

③ 進行性核上性麻痺 progressive supranuclear palsy（PSP）
1）PSPの歩行障害の特徴

☐ PSPもパーキンソン症候群の一つとして知られていますが，PSPの最も大きな特徴であり，PDと明らかに異なる点は，**発症早期からの姿勢の不安定性・易転倒性**です．また，比較的早期から認知症を合併していることも多く，認知機能の低下と相まって，『何度転んでも，また1人で歩こうとしてしまう』という行動となります．転倒しても咄嗟に手を出すことができず，顔面から倒れてしまったり，車椅子に乗っているのに立ち上がって歩こうとし，結果的に転倒するなど，危険な行為もしばしばみられます．認知症については，意欲低下や思考緩慢など，前頭側頭型認知症に近いような状態を認めます．

2）PSPのその他の特徴的な症状

☐ その他の症状としては，**筋固縮**や**姿勢異常**などが挙げられます．こちらもPDとはかなり違いがみられます．筋固縮に関しては，四肢での筋固縮は比較的軽度ですが，『首が硬い，背中が硬い』というように頸部〜体幹での筋固縮が目立ちます．姿勢は，頭部を後ろに引いたような後屈姿勢（ジストニアと考えられます）となり，PDのような前傾前屈とは異なります．PDとは異なり，**PSPでは振戦はあまり認められません**．

☐ 他の特徴的症状として，Litvanらによる NINDS-SPSP Criteria[7]で "possible PSP" にも含まれる『**垂直性核上性眼球運動障害**』があります．当初は垂直方向の眼球運動が緩徐になり，その後垂直方向の注視麻痺に至ります．これは随意的な眼球運動の制限であり，反射的な眼球運動 oculocepharic reflex は保たれるのが特徴です．

3）PSPの画像上の特徴

☐ 画像上の特徴としては，**中脳被蓋部の萎縮**が有名です．中脳被蓋部の萎縮をMRI矢状断で見ると，humming bird sign と呼ばれる所見となりますが，同じ所見を海外では penguin sign と呼ぶことも多いようです．この中脳被蓋部の萎縮を axial 画像で見たとき，『夢の国の耳の大きなネズミ』のように見えることから，"Mickey Mouse sign" とも表現します（**図5**）．同じ所見を，横から見たアサガオの花にみたてて，morning glory sign と表現することもあります．

4）PSPの病理学的特徴

☐ PSPの病理学的特徴は，前に述べたように，**4-repeated tauopathy** であり，異常リン酸化タウ蛋白が神経細胞やグリア細胞内に蓄積します．蓄積部位は，淡蒼球，視床下核，黒質，小脳歯状核，赤核などです．PSPに特異的な所見として，tufted astrocytes と呼ばれる所見が認められます．PDとは異なり，Lewy小体は出現しません．

7章 パーキンソン病の鑑別診断

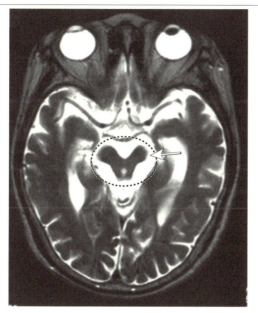
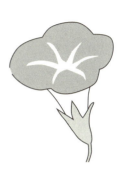

a. morning glory sign (Mickey Mouse sign)

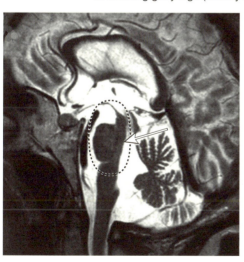
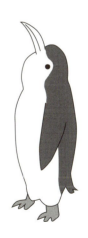

b. humming bird sign (penguin sign)

図5　PSPの画像所見

5）PSPの治療と予後

- MSAと同様，初期のうちにはレボドパが多少効くこともありますが，効果は限定的です．歩行障害や易転倒性などに対して抗うつ剤（アミトリプチリン（トリプタノール®），クエン酸タンドスピロン（セディール®）など）がある程度効果を示すこともありますが，**確実と言える内服療法などはないのが実情**です．発症から4〜5年で寝たきり状態となり，全経過は10年以内とされています．**誤嚥性肺炎や喀痰による窒息などが死因となることが多い**とされています．

- PDとの鑑別が問題となる疾患群には，
  ①非変性疾患群：
    血管性，薬剤性，中毒性，脳炎後遺症，脳外科的疾患（iNPH）
  ②変性疾患群：
    多系統萎縮症（MSA），大脳皮質基底核変性症（CBD），進行性核上性麻痺（PSP）などがある．
- それぞれの疾患の鑑別点のポイントと，治療介入が可能なもの，特徴的な画像を呈するiNPH，MSA，PSPの画像所見については本文を参照．
- 薬剤性パーキンソニズムなど，医療者側の注意で予防可能であったり，比較的早期に気付くことができるものもあるので，これらの疾患を見落とさないようにすることが重要．iNPHも脳外科的治療があるので，積極的にtap testを行ってみるべき．
- 変性疾患では，初期のうちは症状や画像所見からも鑑別が非常に難しいことがしばしば．このようなときには，しばらく経過観察を行いその後の症状変化に注意することも重要．

■文　献

1) 水野美邦：症候論よりみた Parkinson 病, Parkinsonism の概念, 定義と診断基準. 日本臨床 55：16-20, 1997
2) 厚生労働省：重篤副作用疾患別対応マニュアル　アカシジア（平成 22 年 3 月）.（http://mhlw.go.jp/topics/2006/11/dl/tp1122-1j10.pdf）
3) 川上忠孝, 他：Diltiazem により急性にパーキンソニズムを呈した 1 症例. 神経治療学 17：57-60, 2000
4) 豊倉康夫：フォン・エコノモと嗜眠性脳炎. 神経研究の進歩 11：425, 1967
5) 水上勝義：エコノモ型脳炎後パーキンソニズムの臨床病理学的研究（https://kaken.nii.ac.jp/d/p/05770712.en.html）
6) 羽賀千恵, 他：神経変性疾患と蓄積する蛋白について　新しい変性蛋白（TDP-43）を含めて.（https://www.nichirei.co.jp/bio/tamatebako/pdf/diag_06_dr_haga.pdf）
7) Litvan I, et al：Clinical research criteria for the diagnosis of progressive supranuclear palsy (Steele-Richardson-Olszewski syndrome): report of the NINDS-SPSP international workshop. Neurology 47：1-9, 1996

COLUMN

PDと類縁疾患の鑑別のポイント

　ダットスキャン（DATSCAN®）やMIBG心筋シンチなどの特殊検査が進歩したとしても，臨床医にとってのPD診断の基本はやはり臨床症状をよく見ることに尽きます．診察室で確認できる身体所見で，PDとその他のパーキンソン症候群（VaP，iNPH，MSA-P，PSP，CBDなど）を鑑別するのに役立つポイントを今一度まとめておきます．

①振戦・筋固縮などの四肢の症状に軽度（著明な，ではない）の左右差がある
　　→著明な左右差はCBDをむしろ疑います
②腱反射の亢進や病的反射を認めない
　　→錐体路障害はCBDやMSA-Pで見られます
③眼球運動障害がない
　　→上下方向（特に上方視）の眼球随意運動の制限はPSPを疑います
　　　（生理的変化として，加齢とともに軽度の上方視制限を認めることはあります）
④歩行は足を左右に広げずに，小刻み・すり足となる
　　→足を広げ，つま先を外に向け小刻み歩行となるのはVaPやiNPHで見られます
⑤発症早期からよく転ぶことはない
　　→早期からの易転倒性はPSPの特徴です

　上記のような点に注意して患者を診察していただければ，PDとその他の類縁疾患の鑑別にある程度役立つのではと考えます．このような患者が受診したとき，まずはこれらのポイントをチェックしてみてはいかがでしょうか？

8章
中期〜後期以降のパーキンソン病

イントロダクション

　パーキンソン病では，認知症や幻覚妄想などの精神症状以外に，進行とともに目立つようになる合併症状（感覚系の合併症，睡眠障害や疲労など）がありますが，これらはパーキンソン病の合併症とは一見考えにくいようなものも含まれます．パーキンソン病とこれらの症状には十分関連があることを説明し，さらに運動系合併症とその対処法についても考えていくこととします．自律神経症状もパーキンソン病では切っても切れない症状であり，この点についてもまとめておきましょう．

1 どのような合併症が出現してくるのか？

☐以下の症状は非運動系合併症に分類されるものです．個人差があるため病初期から認めることも当然ありますが，特に中期以降になると患者からの訴えが強くなり，QOL を障害してくることが多いと感じます．

☐6 章では主として認知症・幻覚妄想などの精神症状について説明しましたので，ここでは精神症状以外のいくつかについて記載したいと思います．

1 感覚障害/疼痛・しびれ感

☐一般的に，パーキンソン病（PD）とは運動症状と便秘・低血圧などの自律神経症状を呈する疾患であると認識されていますが，疼痛・しびれ感などの訴えも日常臨床でしばしば遭遇します．

☐病初期には，PD による無動や歩行障害を整形外科疾患と患者が判断し，整形外科を最初に受診する，というパターンがありますが，症状の進行とともに**腰痛，下肢痛，下肢しびれなどの訴えの頻度が増え，整形外科を受診する**というパターンが多くなってきます．

☐変形性腰椎症や膝関節症などに起因する症状で，NSAIDs の内服や貼付剤などで軽快すれば問題はないのですが，器質性疾患がないときには，ついつい『異常はないですからね，問題ないでしょう』と言ってしまうことがあります．このようなとき，PD 患者の特徴としての不安・抑うつなどから，『何か他に悪い病気があるんじゃあないだろうか？』と，余計な心配をしてしまうことになってしまいます．

☐疾患の進行により PD のコントロールが不十分になり，wearing-off や on-off，ジスキネジアなどの運動症状を呈するようになると，off 時にこのような疼痛・しびれなどが出現することがしばしばあります．

☐このような状況ではまず PD 症状を改善すべきであり，**レボドパ製剤でのコントロールが有用**であるとされています[1]．レボドパやドパミンには鎮痛効果があるとされ，疼痛で困るときなどにレボドパ製剤を追加するという対応も考えられますが，特に痛みなどを訴え，かつうつ症状もあるよう

な患者の場合，レボドパ製剤の自己調整は過剰投与からドパミン調節異常症候群（DDS）へと進展する可能性もありえますので，レボドパ製剤などの使い方については慎重な判断が必要となります．レボドパ製剤以外の抗パ剤（各種アゴニスト，トレリーフ®，ノウリアスト®など）をうまく組み合わせることで，症状をコントロールするほうがよいかもしれません．

□一見関係ないような運動症状と疼痛・しびれ感などは，実は PD においては密接に関係しており，患者がこのような症状を訴えたときには，薬の効き目が悪いとき・体が思うように動かないとき（off 期）でないかどうか，確認することが重要です．そのためには，**症状日誌（図1）などを活用することも患者の現状把握に便利**だと思われます．

2 睡眠障害

□睡眠障害についても，感覚障害/疼痛と同様，**PD と関連のある場合とない場合の 2 種類がある**と考えます．

□PD 以外の患者にみられる睡眠障害と同じように，睡眠障害のパターンが**入眠障害**（なかなか寝付けない）なのか，**中途～早朝覚醒**（睡眠途中～早朝に目が覚めて眠れなくなる）なのかによって，用いる薬剤は異なります（**表1**）．

□入眠障害に対しては超短時間作用型睡眠剤を用い，中途～早朝覚醒に対しては中間型～長時間作用型睡眠剤が適当であろうと思われますが，中間型～長時間作用型では，特に高齢者の場合は効果が朝まで遷延してなかなか起きられなくなったり，起床後にふらつきなどを訴えることも多くなりますので，投与量など十分に検討する必要があるでしょう．

1）PD における睡眠剤使用の注意点

□超短時間～短時間作用型では，内服後に起こされてしまったりすると，せん妄を引き起こしてしまうこともあり，夜間頻尿などがあり夜中に起きる必要がある患者には投与しにくい面があります．

□認知症を伴うパーキンソン病（PDD）の患者に対しての睡眠剤使用も，

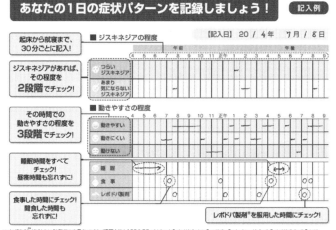

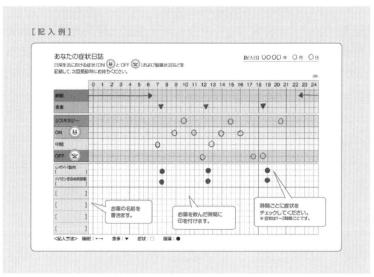

図1 症状日誌の例

表1 作用時間別の睡眠導入剤一覧

作用時間（消失半減期）	一般名	商品名
超短時間作用型（2〜4時間）	ゾルピデム[*1,*2]	マイスリー
	トリアゾラム	ハルシオン
	ゾピクロン[*1,*2]	アモバン
	エスゾピクロン[*1]	ルネスタ
	ラメルテオン	ロゼレム
短時間作用型（6〜10時間）	エチゾラム	デパス
	ブロチゾラム[*2]	レンドルミン
	リルマザホン	リスミー
	ロルメタゼパム	エバミール
		ロラメット
中間作用型（20〜30時間）	ニメタゼパム	エリミン
	フルニトラゼパム[*2]	ロヒプノール
		サイレース
	エスタゾラム	ユーロジン
	ニトラゼパム	ベンザリン
		ネルボン
長時間作用型（50〜100時間）	クアゼパム	ドラール
	フルラゼパム	ダルメート
		ベノジール
	パロキサゾラム	ソメリン

[*1]：非ベンゾジアゼピン系
[*2]：パーキンソン病治療ガイドラインに記載あり
ラメルテオン：メラトニン受容体アゴニスト　　（エーザイホームページより引用・改訂）

せん妄の出現などに注意しなければならないでしょう．また，Lewy小体型認知症（DLB）では薬剤に対する過敏性が特徴ですので，少量の睡眠剤でも効果が遷延してしまうこともありえるためやはり注意が必要です．

☐ PDと関連した睡眠障害としては，
  ① RBD／RLS（レム睡眠期行動異常／下肢静止不能症候群）のために眠れない
  ② 抗パ剤の影響による日中の過眠などが夜間不眠につながる
  ③ 内服薬の影響で不眠をきたしてしまう
  ④ 夜間に薬効が減弱することで，寝返りが打てなくなり熟眠できなくなる
  などが考えられます．
☐ ①については3章でも解説しましたので，そちらもご参照下さい．
☐ ②では，特に非麦角系アゴニストと日中の過度の眠気 excessive daytime sleepiness（EDS）の関連は有名ですが，**麦角系アゴニストやレボドパ製剤でも長期間投与を続けているうちに EDS をきたすことがある**ため注意しなければなりません．
☐ ③抗パ剤のなかで，アマンタジン（シンメトレル®）やセレギリン（エフピー®）は覚醒度を上げるため，不眠を訴える患者では夕食後や眠前には投与しないほうがよいでしょう．

> ⚠ 注意　**抗パ剤による不眠・幻覚**
>
> ちなみに，添付文書上のセレギリン投与のタイミングは，朝1回ないし朝昼2回とされています．不眠以外にも，セレギリンでは幻覚を誘発することが多いため，気をつける必要があります．アマンタジンも，幻覚を誘発しやすい薬の一つですので，夕食後の内服などには注意したほうがよいでしょう．

☐ ④人は寝ている間にも寝返りを繰り返しており，じっと天井を向いたまま寝続けることはむしろ苦痛を感じてしまうことになります．
☐ PDで夜間運動症状が悪化すると，ALSほどではないにしろ，思うように自分で体位変換できないことが苦痛となってしまいます．また，夜間トイレに起きたときに体の動きが悪く，なかなか起き上がれない・うまく歩けないなどの症状が出現してしまうこともあります．
☐ このようなときには，夕食後〜眠前に徐放製剤のアゴニストを追加したりすることもありますが，アゴニストとしては徐放製剤であり，ほぼ24時間持続的な効果が期待できるロチゴチン貼付剤（ニュープロパッチ®）を

使用し，入浴後に貼り替えるようにする，という対応も試みる価値はあると思われます．レボドパ製剤は効果持続時間が長くないため眠前の内服では深夜のoff症状には対応は難しいと思われます．

> **MEMO　寝返りができないことによる弊害**
>
> 余談ですが，筋萎縮性側索硬化症（ALS）で寝たきりになった患者は，自分で体を動かすことができませんから，介護者に対して頻繁に『体を動かしてくれ』，『手の角度をちょっと変えてくれ』と言う訴えがあり，そのために介護者が一時も傍を離れられず疲弊してしまう，ということが起こってしまうのです．

2）一般的な不眠への対応

□一般的な不眠の原因も，PDでも当然合併しうるものですので，

①カフェイン飲料などを摂りすぎないようにする
②夜間頻尿のために就寝後何回も覚醒してしまう（過活動膀胱や，男性では前立腺肥大など）例では，基礎疾患の治療を行う
③ライフスタイルの確認をする

などの対応も必要です．それぞれについて述べますと，

①高齢者でもコーヒーを飲むという人は意外に多いものです．コーヒーや日本茶，紅茶などにカフェインが多く含まれているのは皆さんご承知のとおりですが，コーラなどの清涼飲料にも意外と含まれていますので気をつけたほうがよいでしょう．

②『夜目が覚めて眠れない』と言う人には，『何で目が覚めるのか，目が覚めたら何をしているのか』を確認する必要があります．夜間排尿のために頻回に覚醒するようでしたら，**泌尿器系疾患をチェック**する必要があります．それ以外では，軽度心不全などでは仰臥位睡眠中の静脈灌流増大により，腎血流量増大→尿量増大となり夜間頻尿を呈することもあるため，内科系疾患のチェックも必要となります．

③高齢者ではPDに限らず，『夕食を食べたら，夜7時頃には布団に入ります』と言う人が結構います．眠くもならないのに眠ろうとしてもそもそも無理

があるものですし，そのような人には『眠くなるまで，もう少し遅くまで起きていても大丈夫ですよ』と伝えることにしています．
□また，寝る前・夜間たまたま目が覚めてしまったときなどにすることがないのでラジオを聞いている，と言う人もいますが，そのような行為は覚醒度を上げてしまい，かえって眠れなくなってしまいますのでやはり気をつけるべきです．『睡眠時間が短くて……』と気にしている人も多いのですが，**睡眠時間＝睡眠の質ではありません**ので，『翌日に眠気が残ったりしていなければ心配いりません』とも説明しています．
□PDに限らず，特に高齢者においてはさまざまな疾患で睡眠障害が問題となりますが，請われるままに睡眠剤を処方するのではなく，常にその必要性・処方の妥当性などに注意すべきでしょう．

3 疲労 fatigue

□疲労は**精神疲労と身体疲労**の2種類に大別されます[2]が，疲労を客観的に評価しうる臨床スケールは現時点ではまだありません．疲労と言えば，慢性疲労症候群 chronic fatigue syndrome（CFS）が有名ですが，パーキンソン病とCFSが関連しているという明らかな報告はありません．
□PDでは精神疲労と身体疲労のいずれも起こりうるとされていますが，精神疲労に対しては効果的な治療法ははっきりしないのが実情です．**うつの部分症状としての精神疲労であれば，抗うつ薬の使用は行ってみる価値がある**と思われますが，うつとは独立した疲労も提唱されており，このような疲労については抗うつ薬でも改善することは難しいと思われます．脳深部刺激療法（DBS）や今後の導入が期待される遺伝子治療などで精神疲労が改善するかどうかは，さらなる検討が必要でしょう．

> **MEMO　PDにおける遺伝子治療**
>
> PDに対する国内最初の遺伝子治療は，自治医科大学（神経内科・遺伝子治療部・脳外科など）において2007年5月7日に第1例目の手術を行い，その後計6名のPD患者に対して施行されました．このときは，アデノ随伴ウイルス（AAV）にドパミン合成酵素の一つである芳香族-L-アミノ酸脱炭酸酵素（AADC）の遺伝子を導入し，線条体に左右2ヵ所ずつ注入するという方法がとられました．AADCはレボドパをドパミンに変換しますが，進行期PDではAADCが減少してしまい，レボドパを内服してもドパミンに変換されず薬効が発揮できなくなりますが，脳内にAADCを導入することでレボドパからドパミンへ再度変換できるようになり，薬効を回復することができるようになります．そのため，PD以外のパーキンソン症候群は残念ながら適応とはなりませんし，手術後はレボドパ内服を継続する必要があります．遺伝子治療に用いるAAVはヒトに対して病原性がないとされ，その遺伝子の大部分を取り除き，AADC遺伝子を導入したベクターとして使用しています．
> また，同じAADCの先天的欠損である小児難病に『AADC欠損症』がありますが，上記と同様の方法で2名の患児に対し遺伝子治療が2015年6月・7月に施行され，運動機能の改善を認めています．
> 今後の展望としては，iPS細胞などを利用したPD治療の可能性も当然考えられますが，上記のAAVベクターによる遺伝子導入と同様，一般的治療として行えるようになるにはまだかなりの時間が必要かと思われます．

2　運動系合併症

☐ ここまでは非運動症状に重点を置いて説明を加えてきました．しかしながら，**PD治療で最も重要なのは何と言っても運動症状の改善**です．中期以降になると薬剤での症状コントロールが不安定となってきますが，まさにこれが運動系合併症ということになりますので，ここで解説していきたいと思います．

☐ 運動系合併症としては，**表2**のような症状が中期以降に出現・増加してきますが，ジスキネジアのように薬物治療の副作用として比較的早期から出現しうるものもあります．

表2　運動系合併症の種類

1. 症状の日内変動
wearing-off：内服後の薬効持続時間が短縮してしまう on-off：内服タイミングにかかわらず症状が変動してしまう no-on：薬剤を服用しても効いてこない delayed-on：薬剤内服後の効果発現にいつもより時間がかかる
2. 不随意運動
peak-dose dyskinesia：血中濃度が最も上昇したときにジスキネジアが出現 diphasic dyskinesia：血中濃度が上昇したときと低下したときに出現
3. ジストニア
off-dystonia：off時にジストニアが出現．日中や早朝出現することがある
4. 歩行障害
すくみ足：歩き始め，狭いところなどで足がすくんで出てこない 加速度歩行：いったん歩き出すと小走りになり倒れそうになる
5. 姿勢異常
首下がり・腰曲がり・斜め徴候など
6. 嚥下障害・流涎など

☐ レボドパ製剤で治療を開始したほうが，アゴニストで治療を開始したときよりも運動系合併症の頻度が高いとされていますが，アゴニストから治療を行っていてもゼロにはなりませんので，いずれからの治療においても気をつける必要はあります．以下でそれぞれの症状の詳細について述べていきます．

1 症状の日内変動
1）wearing-off

☐ PDの治療を行っている場合，蜜月期 honeymoon period を過ぎて最初に出現してくる合併症が wearing-off です．**抗パ剤が不足しているのが最大の要因**であり，レボドパ製剤を投与していればまず増量してみることを試みるべきですが，どのくらいまで増量すべきかは個人差もあり，判断が難

しいところです．

- wearing-off があるということは，換言すれば投与している抗パ剤が効いているという証拠でもあります．かかりつけ医の先生から紹介されてくる患者のなかには，1日あたり 100〜150 mg 程度と，レボドパ製剤が少量のみ投与されている場合もありますので，**まずは 300〜400 mg/日，1日3〜4回投与にまでレボドパ製剤を増量してみる必要がある**でしょう．
- ここで，『offがなくなったけどジスキネジアが出てきてしまった』と言うときには，レボドパ製剤の1回投与量を減らし，最高血中濃度が上がりすぎないようにし，内服回数を増やす工夫もすべきです．それでも wearing-off を認めるときは，アゴニストを追加してみますが，年齢や認知症の有無など，**アゴニストの副作用に常に留意する**ことも肝要です．
- 患者が高齢者であったり，認知症のおそれがある場合などは，十分なレボドパ製剤投与がなされていれば，アゴニストを追加するよりもエンタカポンやゾニサミドを追加するほうが望ましいと思われます．

> ⚠ 注意　**比較的多いセレギリンの精神症状**
>
> ガイドラインでは，ジスキネジアがなければエンタカポンと並んでセレギリン投与開始も記載されていますが，セレギリンも精神症状の合併が比較的多いため，非専門医の先生方には使いにくいかもしれません．

2）on-off

- on-off は，wearing-off に似ていますが，**内服のタイミングとは関係なしに症状が突然悪くなり，しばらくするとまた元のように動けるようになる現象**です．スイッチを入れたり切ったり（on-off）するように症状が良くなったり悪くなったりするため，このように呼ばれています．
- wearing-off を起こす状況よりもさらに症状が進行してきたときに認めることが多いようです．wearing-off とは異なり，on-off はいつ起きるか予測できないため，突然転倒したりすることもあり患者 ADL・QOL に対する影響はかなり大きいといえるでしょう．

□ 突然のoffに対する治療としてアポカイン®皮下注（自己注射）がありますが，これは専門医によるアドバイスや治療導入などが必要です．

> ⚠️ **注意　適応上は『自己注射』？**
> 適応上は『自己注射』となっていますが，実際にはoffになって動けないときには自分で注射を準備して打つことができませんので，家族ないしは介護者による介助が必要不可欠となります．

3) no-on, delayed-on

□ no-onとは，薬剤を決められた時間に内服しても効果が全く現れてこないことです．これに対し，服用後効果発現までに通常よりも時間がかかってしまうのがdelayed-onです．**レボドパ製剤の吸収不良**によると考えられており，1日のうちでも効き目がすぐに現れるときとそうでないときがあるなど，かなり不安定な状態といえます．このようなときには，吸収を良くするため，レボドパ製剤を水に溶かして服用することを試すのもよいでしょう．

🔍 コツ　レボドパ製剤服用のコツ ||||||||||||||||||||||||||||||||||||||||||||||||||||

レボドパ製剤100mg錠を水100mLに溶かしますが，蓋のできる容器に入れ，しっかりと振ることで完全に溶かすことができます．1錠服用するとジスキネジアが出るが半錠では効かないので3/4錠分だけ服用してみたい，という場合は錠剤のままでは相当困難ですが，水に溶かすと内服量の細かな調整も可能となってきますので，この方法は結構役立つと思います．

||||||||||||||||||||||||||||||||||||||||||||||||||||||||||||||||||||||||||||||||||||||||

□ 吸収不良の原因の一つには，**アミノ酸による吸収阻害**もあります．昼間の食事はタンパク質を極力減らし，必要な分は夕食時に摂る，という食事療法が海外では行われることもありますが，わが国では低栄養も心配されるため，積極的に行われることは多くはないと思います．

> ⚠️ **注意　抗パ剤とアミノ酸**
> 嚥下障害も出てきて飲み込みにくいときなど，ヨーグルトで抗パ剤を飲んでいるという人がたまにいますが，ヨーグルトのタンパク質がアミノ酸に分解されると，レボドパ製剤の吸収を阻害してしまいますので，このような方法は避けなければなりません．

☐ 食後に服用していたレボドパ製剤を食前に内服するのも血中濃度を上げるのに役立ちます．胃腸の動きを良くして吸収を良くし，血中濃度上昇に結びつけるため**モサプリド（ガスモチン®）を併用する**方法もありますし，レボドパの吸収は酸性下の条件のほうがよいともいわれておりますので，**ビタミンC製剤をレボドパ製剤と一緒に内服**する，という方法をとることもありますし，制酸剤との併用は控えるべきとの意見もあります．現実には逆流性食道炎などのため，プロトンポンプ阻害薬を併用することはしばしばありますが，同時には服用しないくらいの方針で実質的な問題とはならないと考えます．

2 不随意運動 involuntary movement

1) peak-dose dyskinesia

☐ 抗パ剤の不適切な投与量/副作用により，血中濃度が高くなりすぎると，不随意運動が出現しやすくなります．その点ではoff症状よりも先に出現すると考えられ，H-Y 2度程度でも十分起こりうるでしょう．

☐ レボドパ製剤単独投与でジスキネジアが出現するときは，投与量が過多ですので，レボドパ製剤を減量することが必要です．それでも駄目なとき，セレギリンやエンタカポンを使用しているときにはこれらの薬剤を減量（〜中止）してみます．

☐ 次の手段としては以下の方法があります．
　① レボドパ製剤を分割投与してみる
　② レボドパ製剤を減量し，その分の底上げ効果を期待してアゴニストを追加する

□ ジスキネジアに対してアマンタジンを投与する方法（最大 300 mg/日まで）もありますが，1ヵ月程度投与しても効果がみられないときには中止すべきです．

2) diphasic dyskinesia

□ diphasic dyskinesia は，内服後に血中濃度が上昇したときと，内服前の血中濃度が低下したときの両方でジスキネジアが出現します．これは，peak-dose dyskinesia よりもさらにコントロールが困難であり，**薬剤による治療は難しい**のが実情です．このような症例では，視床下核刺激術（STN-DBS）などによる治療を行い，投与薬剤量を減らすことにより症状の改善が期待できる症例もありますので，症例によっては検討すべきかと思います．

3 ジストニア dytonia

□ ジストニアは，ジスキネジアと同じように思われるかもしれませんが，ジスキネジアが異常な四肢の運動を呈するのに対して，ジストニアは**筋の異常な緊張**を指しており，特に PD では off 時や起床時などの薬効が低下したときに認めることが多いようです．

□ off 症状と関連したとき，はっきりとしたジストニアとして現れるのみでなく，腰痛や大腿・下肢痛などとして患者が訴えることも多いですので，痛みなどの訴えがあるときは**単純に整形外科的疾患と考えるのではなく，PD 症状（特に off 期）との関連などについて確認**する必要があります．

□ wearing-off に伴う有痛性のジストニアであれば，レボドパ製剤の増量やアゴニストの追加/増量などで対処することが多いでしょう．特に早朝ジストニアであれば，眠前にアゴニストを追加するか，ロチゴチン貼付剤に変更して入浴後に張り替えるようにする，あるいは起床時に少量レボドパ製剤を追加する，などの方法もあります．

□ 日中，昼食後から夕食後にかけては，時間が結構長いので，その間に off となりジストニアなどを呈する，ということもしばしばあります．この

ようなときには，offになる前のレボドパ製剤にエンタカポンを追加する，あるいは午後3～4時頃など，offになる前に少量のレボドパ製剤を内服する，というような調整方法もあります．
☐ジストニアが薬剤調整でコントロール困難であれば，脳外科的治療を選択するということも考えられます．ジストニアに対しては，淡蒼球の刺激術/破壊術いずれも適応があるとされていますが，薬剤増量の必要があるが副作用のため増量が難しいという症例では，**STN-DBSも選択肢となる**でしょう．

4 歩行障害 gait disturbance

☐歩行障害は，無動・寡動で表される基本症状の一つですが，すくみ足などそれ以外のいろいろな歩行障害が出現してくるのが中期以降のPDの特徴です．
☐wearing-offのときに認めるすくみ足であれば，抗パ剤の調整でoffを解消する必要がありますが，**on時に認めるすくみ足は薬剤での対応がなかなか難しい**ものです．
☐ノルアドレナリン作動薬であるドロキシドパ（ドプス®）は，PDでのすくみ足に対して保険適用はありますが，実臨床ではその効果は今ひとつという感がぬぐえないというのが正直な印象です．すくみ足の改善よりも，むしろ起立性低血圧などに対して投与していることのほうが多いように思われます．

1) すくみ足 freezing of gait

☐すくみ足を呈する患者では奇異性歩行 kinesie paradoxale を認めることもしばしばありますので，**視覚刺激としてのvisual cueを利用**するのも一法です．
☐家の中では，**交差点のゼブラゾーン**のように廊下に横方向にテープを貼り，それをまたいで歩くようにすると比較的良く歩けるようになるでしょう．
☐また，**PDでは狭いところが苦手**となりますので，広い廊下などを普通に

歩ける人が，少し開けただけのドアを通るときには足がすくんで前に歩けないことも診察室の入口でしばしば見受けられます．トイレが狭いと立ち上がることもできなくなってしまいますので，**自宅ではトイレのドアは開け放しておいたほうがよい**こともあります．見た目はあまり良くないかもしれませんが，**1本杖を持つよりも，手押し車を押すほうがスムースに歩ける**PD患者も結構多いものです．

☐ すくみによる転倒を予防するため，**家の中では段差を解消**することや，狭いところをなくすようにすることが重要でしょう．また，**ドアは大きく開けたままにできるような構造にする，廊下は単一色ではなく市松模様にしたり平行線を入れる**，などが有効かもしれません．歩いていて一度立ち止まったときなどにすくみ足が出現することは多いため，すくみ足を認めて動けなくなると気ばかり焦ってしまいますが，慌てないように一度止まり，1回深呼吸でもしてまずは姿勢を立て直すようにしましょう．

☐ すくんだときの歩き方としては，

①片足を一歩下げ，前に振りだして歩き出す
②『1，2，1，2，……』と患者自身が号令をかけ，それにあわせて足を出すようにする

などの方法を試してみましょう．歩行障害のリハビリについては5章で解説しています．

2）加速度歩行 festination

☐ 加速度歩行も進行期PDでしばしば認められますが，ぱっと見ではすくみ足と区別がつきにくいかもしれません．一歩目がなかなか出ない状態（すくみ足）から，歩き出したかと思うと小走りのようになり（加速度歩行），最後には倒れてしまうことが多くみられます．このような場合も，すくみ足と同様の歩行練習・リハビリを行うことが勧められます．

☐ また，『転ばぬ先の杖』ではありませんが，歩行練習を行うときには急な転倒に対応できるよう，手すりのあるところで行う，介助者の元で運動を行う，などの注意を忘れないようにしておきましょう．

5 姿勢異常

- PDでは**前傾・前屈**をしばしば認めますが，それ以外に進行期PDでよくみられる姿勢異常として，**首下がり，極端な腰曲がり，斜め徴候**などがあります．

1) 首下がり dropped head

- 首下がりは，PDよりもむしろ多系統萎縮症（MSA）など他のパーキンソン症候群で多いとされていますが，PDでも認めることがあります．
- 抗パ剤で改善することもあれば悪化することもあり，後頸部に手を当てたりして症状が改善（sensory trick といいます）したりすることから，PDに関連するジストニアの一種とも考えられています[3]．
- 個人的な経験としては，首下がりに対してボトックス注を施行したこともありますが（保険上は痙性斜頸として施行），痙性斜頸ほどの効果は認めなかったというのが正直な感想です．

2) 腰まがり camptocormia・斜め徴候 Pisa 徴候

- 腰曲がりや斜め徴候などについても，PDによるジストニアが原因であることもあれば，変形性腰椎症など整形外科疾患が基礎にあることもあり，その原因は多種多様にわたります．治療法も基礎疾患によって選択すべきなのですが，抗パ剤で改善したり悪化したりと一定しておらず，**治療に反応しないものも多い**ようで対応に苦慮するのが実情です．
- Furusawaらは，極端な腰曲がりに対する外腹斜筋へのリドカイン筋注が姿勢の改善に効果があったと報告[4]しています．それとは別に藤本らは，腰曲がりに対する傍脊柱筋の筋力トレーニングを長期間行うことで姿勢異常が改善することを報告しており，このような方法も試みる価値が十分あると思われます．これについては5章で説明しました．
- いずれにせよ，腰曲がりや首下がりなど，通常みられる前傾前屈姿勢以外の姿勢異常に対しては，golden standardといえる治療法がありませんし，**治療に対する反応が人それぞれ**です．DBSによる治療でも改善したとす

る報告もあればそうでないものもありますので，適応に関しては専門医に相談するのがよいかと思われます．

6 嚥下障害・流涎など

1）嚥下障害
☐ PD が進行してくると，嚥下障害の進行も認めるようになってきます．
☐ on 時よりも off 時に多く認める傾向がありますので，このようなときには wearing-off や on-off と同様，**抗パ剤による治療の調整で off を短くするような工夫が必要**です．
☐ しかしながら，嚥下障害を直接改善するような治療薬はないのが現状です．食事形態の調節や，とろみ剤の使用などは，他の原因による嚥下障害の場合と同様ですし，さらに嚥下障害が進行してきたら，状況によっては嚥下内視鏡による精査や，胃瘻造設による経管栄養の導入も考慮する必要がでてくるでしょう．

2）流　涎
☐ 流涎は比較的初期から訴える方も少なからず認められます．
☐ 原因としては，**PD では唾液分泌は低下**していると考えられるため，唾液過多で口腔外に溢れてくるというよりも，**嚥下障害のために唾液を飲み込めないことが関与**しているのではないかとされています．
☐ **抗コリン剤**は口渇を引き起こすため，流涎がよほどひどいときには使うことを考慮するかもしれませんが，5 章で説明したように，さまざまな副作用もあるため特に**高齢者では使わないほうが無難**です．
☐ もともと唾液が減少しているので，抗コリン剤を投与すると，食事のときに必要な唾液も減少させてしまい，嚥下障害を悪化させてしまう可能性もあることに留意しましょう．ただし，若い PD 患者が流涎で困っている場合には，副作用に留意しつつ少量から使ってみてもよいかもしれません．

> **コツ** 流涎に対する対症療法

流涎に対する対症療法としては，ガムをかむ，飴をなめるなど，口の中に何か入れておく状況にしておくと，外へ溢れることが少ないようです．糖尿病のため血糖値が気になる人は，シュガーレスにするようにしましょう．

3 進行期症状

☐ ここまで説明した症状以外に，進行期 PD の症状としては，**①排尿障害，②便秘，③発汗異常，④起立性低血圧**などの自律神経系の異常が目立つようになってきます．

1 排尿障害

☐ PD での排尿障害は，病初期からというより**進行に伴い次第に目立ってくる**という方が多いような印象を受けています．

☐ PD での排尿障害のパターンは，過活動膀胱などにより夜間頻尿をきたしてしまうことが多いように思われますが，高齢男性の場合には，前立腺肥大などにより閉塞性排尿障害をきたしてしまうこともしばしばあります．過活動膀胱では主に抗コリン薬が処方されていますが，**抗コリン薬はこれまで何度も述べてきたとおり，高齢 PD 患者には使いにくい（というか，むしろ禁忌と考えるべき）薬剤**です．しかしながら最近では β_3 受容体刺激薬であるミラベグロン（ベタニス®）なども用いられるようになって，抗コリン薬より使いやすいのではないかと考えています．

☐ MSA の場合に自律神経症状が目立つというのは 7 章にも書きましたが，**比較的病初期から著明な尿閉などをきたしている場合，実は PD ではなくて MSA であった，ということがしばしばあります**．比較的早期から balloon 留置となっている患者の場合，MSA の可能性についても常に考慮するようにしておきましょう．

2 便秘・消化管機能異常
1）便　秘
□便秘は3章でも説明したように，発症前から認めることも多いのですが，病期の進行に伴いさらに悪化し**麻痺性イレウスや偽性腸閉塞にまで至ることもあります**．

□消化管の動きが悪いと薬剤の吸収も悪くなるといわれており，便通をきちんとコントロールすることはPDに限らず重要なことです．一般的治療として，食物繊維や水分摂取をきちんと行い，適度な運動も行うことがまず必要です．

□次に，緩下剤などの内服薬によるコントロールも必要に応じて使用していきます．酸化マグネシウム（マグラックス®，マグミット®など）で便を柔らかくする必要がありますが，それでも足りないときにはピコスルファート（ラキソベロン®）を併用することもあります．酸化マグネシウム製剤は慢性投与での高マグネシウム血症の問題もありますが，**ルビプロストン（アミティーザ®）は比較的使いやすいのではないか**と思われます．その他漢方薬では，便秘に対しての大建中湯や，消化管機能改善に対しての六君子湯（モサプリドと同様の効果）も使用されることがあります．

2）消化管機能異常
□消化管の運動改善の目的では，モサプリド（ガスモチン®）の投与も勧められます．以前はシサプリド（アセナリン®）を同じ目的で使用していましたが，シサプリドが不整脈・パーキンソニズムの副作用のため販売中止となりましたので，現在は用いられることはありません．

□エリスロマイシンにもモチリン様作用があり，消化管運動を亢進する作用はありますが，PDに対しての投与の報告はほとんどないようです．CYP3A4阻害作用があるため，CYP3A4で代謝されるセレギリンでは併用注意となっていますが，もとより安価な薬剤でもありますので，場合によっては検討してもよいかもしれません．

3 発汗異常

- 進行期 PD に認める発汗異常は運動症状の変動と関連があると考えられており，off 時や on 時にジスキネジアを伴うときに発汗過多が多く認められるとされています．発汗そのものを調節するような治療はなかなか難しいのですが，運動症状に伴う発汗過多であれば，運動症状の改善を図る必要があるでしょう．

> ⚠ 注意 **ゾニサミドによる発汗減少**
>
> 発汗異常に関連して注意すべきものにゾニサミド（トレリーフ®）があると考えます．抗てんかん薬としてゾニサミドを大量に投与され，発汗減少により高体温をきたした報告[5]がありますが，私たちの経験では，ゾニサミド 25 mg 投与中に熱中症をきたし亡くなった視床破壊術後の PD 症例[6]がありました．ゾニサミドはこのような少量であっても発汗減少をきたす可能性があり，そのために熱中症に至ったのではないかと推測しています．特に夏場はゾニサミド内服患者には高温環境を避けるよう，注意を喚起しておいたほうがよいでしょう．

4 起立性低血圧

- 初期 PD では低血圧が目立つことは少なく，逆に高血圧として他院で加療されている患者もしばしば見受けられます．
- このような人でも，**PD の経過とともに血圧は次第に低下傾向**となっていきます．ドロキシドパ（ドプス®）は PD やその他疾患でみられる起立性低血圧（立ちくらみ）に対して処方されることも多いのですが，ドパ脱炭酸酵素阻害薬がドロキシドパからノルアドレナリンへの変換を阻害するため，レボドパ製剤使用時には効果が減弱する可能性があるとされています．
- また，**抗パ剤であるレボドパ製剤やアゴニスト，セレギリンで起立性低血圧が起こることもある**ため話は複雑になってしまいます．進行期になり起立性低血圧が出現してきたときに薬剤を追加して対応しようとすると，『これ以上薬を増やすのは嫌だ』と言われてしまうこともあり，コントロールはなかなか難しいところです．

□考えられる方策としては，以下の方法があります．
　①降圧剤が投与されていたら，減量〜中止を考慮する
　②食事に塩分を負荷する，また，水分摂取をしっかりとする
　③弾性ストッキングを使用する
　④ミドドリン（メトリジン®），フルドロコルチゾン（フロリネフ®）などの薬剤を用いる

□弾性ストッキングは通常の靴下やストッキングよりもかなりきついため，PD患者の場合は他の人に手伝ってもらわないとなかなか履けないようです．PDのなかにも，『横になっていると血圧が180くらいまで上がってしまうが，立ち上がると70〜80くらいになってひっくり返りそうになる』とShy-Drager症候群を思わせるような**著明な起立性低血圧を呈する人もいます**．仰臥位で高血圧があっても，このような場合は降圧剤をむしろ使わず，血圧が下がりすぎてしまうことに対しての対策をとるほうがよいでしょう．

□また，食事により誘発される**食後性低血圧 postprandial hypotension**というものがあり，PDのみならず一部の正常と思われる高齢者でも認められることが時にあります．『食べてすぐ横になると牛になる』と小さい頃よく言われたものですが，低血圧が食事で誘発されることが明らかであれば，食後しばらく（1時間程度くらい）は横になっていたほうがQOL的にもよいだろうと思います．

- PD が進行してくると，運動症状・非運動症状も次第に進行して ADL・QOL 障害が目立つようになってくる．感覚障害や疼痛，睡眠障害，疲労などの有無につき，困っていることがないかどうか積極的に患者に確認するように気をつける．
- 運動症状も，wearing-off や on-off だけでなく，no-on や delayed-on などさまざまのパターンが出現してくる．ジスキネジアも peak-dose や diphasic のように出現タイミングの異なるものもあり，早朝などにジストニアを呈することもある．このような症状への対応方法も工夫する必要がある．
- 進行期に顕著となってくる排尿困難，便秘，発汗異常，起立性低血圧などの自律神経系障害についてもチェックを怠らないようにする．

■文　献

1) 岩田真一，他：Parkinson 病の痛み．神経内科 66：94-97, 2007
2) Lou, et al：Exacerbated physical fatigue and mental fatigue in Parkinson's disease. Mov Disord 16：190-196, 2001
3) Kashihara K, et al：Dropped head syndrome in Parkinson's disease. Mov Disord 21：1213-1216, 2006
4) Furusawa Y, et al：Long-term effect of repeated lidocaine injections into the external oblique for upper camptocormia in Parkinson's disease. Parkinson Related Disord 19：350-354, 2013
5) 松岡　緑，他：抗てんかん薬ゾニサミドによる発汗障害の1例．皮膚 42：58-62, 2000
6) Kawakami T, et al：Parkinson disease and lethal outdoor work. Mov Disord 27 Suppl 1：1346, 2012

9章
パーキンソン病に併発しうる疾患・終末像

イントロダクション

　パーキンソン病罹患率は年齢とともに増加するため，高齢患者では糖尿病や高血圧などの生活習慣病などを合併する症例も少なからず認められます．この章ではまずパーキンソン病・Lewy小体型認知症患者への糖尿病の合併について，自験例を元に筆者なりの検討を加えてみました．パーキンソン病患者でしばしばみられる体重変化（特に体重減少）の原因考察や，パーキンソン病と高血圧・血圧変動についての注意すべき点などを解説しました．変性疾患の終着点としての，パーキンソン病の終末像・治療の限界についても触れ，末期パーキンソン病への対応についても考えられる方法を述べてみました．その他，パーキンソン病の死因についても言及し，パーキンソン病に合併する膵癌で亡くなってしまった自験例も提示します．

1 PDに併発しうる疾患：生活習慣病の視点から

☐ パーキンソン病（PD）のような神経変性疾患に罹患していても，患者が高齢者の場合は持病がない／少ないという人は非常に少数であり，生活習慣病である糖尿病・高血圧・高脂血症などを合併していることがしばしばあります．また，悪性新生物（癌）の罹患率も高齢になれば必然的に高くなります．

1 PDと糖尿病

☐ PD有病率も高齢になればなるほど高くなってきますが，PDと直接関連しない合併症についてはどうでしょうか．

☐ 一般的にPDでは比較的痩せた人が多い印象を受けるため，PDを比較的多く経験するようになるまでは，糖尿病 diadetes mellitus（DM）の合併は少ないのではないだろうか？と漠然と想像していましたが，現在外来通院をしている患者で**DMを合併している人が少なからずいる**ことに気付きました．

☐ そこで，自験例のPD患者でのDM有病率を調べてみたのが**表1**です．PDのほかにLewy小体型認知症（DLB）患者におけるDM合併例も一緒に検討してみました．この検討では，FBS 126 mg/dL以上，随時血糖200 mg/dL以上，HbA1c 6.5%以上のいずれかを満たすもの，もしくは現在DMで治療中のものをDM（+）と判断しています．

☐ 平成26年度の厚生労働省による国民健康・栄養調査/患者調査の概況では，男性の15.5%，女性の9.8%がDMであるとされ，総患者数は316万人といわれていますが，実数はこれよりもはるかに多いと皆さん感じておられるのではないでしょうか．

☐ 自験例を見る限り，女性DLB症例以外ではDM合併率は一般人口とそう大きな違いはないように見受けられますが，不思議なことに女性DLB症例のDM合併率は43.8%と非常に高率になっておりました．DLBの症例数（特に男性例）が少ないため有意差検定を行っていないことにはご留意

表1　DLB・PDでの糖尿病合併（自験例）

	DM（全体）	DM（男性）	DM（女性）
DLB	8例/23例（34.8%）	1例/7例（14.3%）	7例/16例（43.8%）
PD	24例/125例（19.2%）	8例/42例（19.0%）	16例/85例（18.8%）

1) FBS 126 mg/dL以上，随時血糖 200 mg/dL以上，HbA1c 6.5%以上のいずれかを満たすもの，もしくは現在DMで治療中のものをDMありとした．
2) PDでは，男女ともに約19%の患者にDM合併を認めた．
3) DLBの女性例で合併が多いが，症例数が少ないので有意差は検討していない．

いただきたいのですが，なぜ女性DLBでDM合併率が高いのかは今のところ不明です．

雑談

『PDとDMの関連性について』

ネットで検索すると，PDとDMの関連性について述べた論文がいくつかヒットし，DM患者ではPDに罹患する率が高いのではないかという説[1]もあるようです．PD発症にミトコンドリア機能異常が関与するとの説がありますが，DMでもミトコンドリア機能異常の存在が示唆（ミトコンドリア脳筋症にDMを合併するのはよく知られております）されており，PDとDMの間にはミトコンドリア機能異常を介して何らかの関連性があるのかもしれません．

1) Cereda E, et al : Diabetes and risk of Parkinson's disease. A systematic review and meta-analysis. Diabetes Care 34 : 2614-2623, 2011

☐ この**表1**の患者は，体重やDMの家族歴などは検討せずにDM合併の有無のみを見たものであり，非常に雑駁なものである点はご容赦いただきたいと思います．

☐ そのうえで，PDでもDMを合併することは一般人口と同様であり，特にDLB女性例では一般人口よりもDM合併が高率である可能性も考え，定期的チェックを怠らないようにすることが望ましいと考えます．かかりつけ医の先生方には，『この患者はやせ気味だから……』，『そんなに食べないと言ってるから……』などということでDMの可能性を安易に否定するのではなく，**少なくとも年に1〜2回は生化学検査などをチェックして**

表2　PDと体重の増減の原因

1. 体重増加
①エネルギー消費減少：運動の減少（無動など） ②エネルギー摂取過多：ドパミン調節異常症候群による過食 ③体内水分量増加：心不全，腎不全などの内科疾患
2. 体重減少
①エネルギー摂取減少： 　1）抗パ剤（レボドパ製剤など）の副作用：食欲不振，嘔気など 　2）嚥下障害：摂取量減少 　3）消化管からの吸収障害など（消化管運動低下など） ②エネルギー消費増大：重度のジスキネジアによる運動過剰のためまれだが起こりうる ③消耗性疾患：PD以外の合併症（糖尿病，悪性新生物などの合併による）

いただければと思います．

2 PDと体重変化（特に減少）

☐ PD症例に限りませんが，血糖値や血圧以外に，健康状態のセルフチェッカーとして簡単に判断しうる手段としては**体重測定**があります．

☐ 家庭血圧のように測定前に安静にしておく必要もなく，入浴前のときなどに簡単に測定できるのですが，体重チェックはダイエットに興味ある人以外ではあまりなされていないような印象を受けます．

☐ PDで体重の増減をきたす主な原因としては，**表2**のような状況が考えられます．外来受診のたびに体重が変化していることがあれば，**表2**のような可能性を考えてみる必要があります．

☐ PDにおいて体重増加はかなりまれではありますが，起こりえないことではなく，なかでも**ドパミン調節異常症候群（DDS）による過食に気をつける必要があるでしょう．心不全・腎不全など内科疾患のために過剰水分が貯留し**，体重増加に至ることも起こりえます．

☐ 全体としてはむしろ体重減少をきたす場合のほうがはるかに多いのでしょうが，そのなかでも**生命予後に直接関係するものでは，悪性新生物による**

体重減少が挙げられます．外来に来るたびに痩せていき，気がついたときには悪性腫瘍の進行期であったということも決してまれとはいえないでしょう．
☐ **抗パ剤の副作用での食思不振**もありえますが，この場合には服薬開始・増量後まもなくから起こってきますから，体重が減少するまでに気付かれるのではないかと思います．**PDが進行期となり嚥下障害が出現**してくると体重減少に至ることもありますが，このような場合は食事の投与経路を工夫することで解消できます．

> **コツ** 嚥下障害への対応
> 1. 口腔内・歯の状態・義歯を確認：義歯を忘れて食事が思うようにできない入院患者もいることに注意
> 2. 咀嚼や嚥下に時間がかかる：ゆっくり，慌てないで食事を摂るようにする
> 3. 水分でむせる：市販のトロミ製剤を使う，ゼリーで固める
> 4. 食塊がうまく食べられない：一口大に小さくする，食材を柔らかくする，野菜などを細かく刻む
> 5. 上記の工夫を行っても上手く摂取できず，食事量が激減：胃瘻などの可能性を検討する必要あり

☐ その他，体重減少（エネルギー消費増加）をきたす原因として，ジスキネジアが非常に激しい場合などに痩せてしまうということもまれではあるのですが起こりえます．

③ PDと高血圧

☐ 8章でも述べたように，**PDでは経過とともに血圧は次第に低下していくことが多く**，その結果として，恒常的な低血圧だけでなく，起立性低血圧や食後低血圧などの『**発作的な**』**血圧低下をきたす状態も認められる**ようになってきます．
☐ 初期PD（特に高齢者など）では高血圧の合併のために降圧剤を定期的に内服している方も見られますが，なかにはPDの病気が進行しても降圧剤

をずっと内服したままの方もいます．
- □このような症例では自律神経症状が比較的軽いためか持続的な高血圧を合併したままで薬剤内服も必要だ，という場合もまれではありますが認めます．
- □その他，1日のうちで血圧変動が大きく測定タイミングにより高血圧を呈している場合や，仰臥位で血圧測定をするため高値となっている場合なども混在していると思われますし，場合によっては**漫然と降圧剤投与がなされているケースもありえる**と思います．必要に応じて，**24時間血圧計（ABPM）や起立試験（Schellong試験）で血圧変動の評価も行ってみる**ことが望ましいでしょう．
- □**一人の患者で血圧変動が大きく高血圧と低血圧のどちらも認めるようなとき**には，薬物治療をどのように行うべきか非常に判断に迷うところですが，起立性低血圧の存在が臥床高血圧と関連している（『パーキンソン病治療ガイドライン2011』より）ともいわれていますので，**まずは低血圧に対する対策を試みて血圧を安定化する方向に持っていくことが必要**かと考えます．起立性低血圧の治療としてメトリジン®やフロリネフ®を用いることもありますが，副作用としての血圧上昇には注意しておきましょう．

2 PDの終末像は？

1 PD終末像までの自然経過

- □PDはきわめて緩徐進行性の神経変性疾患です．どんなにコントロールが良くても，時間の経過とともにドパミン系以外の神経系統（ノルアドレナリン系，セロトニン系，アセチルコリン系など）にも変性が出現・進行していき，運動症状や非運動症状，その他の合併症などがゆっくりですが確実に悪化してくることは宿命ともいえるものです．
- □honeymoon period（蜜月期）が過ぎるとその後少しずつ薬剤の追加・増量が必要となり，発症後10年近く経つとwearing-offやon-off，ジスキネジアなどの運動症状が相当の頻度で出現してくるようになり，ドパミン

9章　パーキンソン病に併発しうる疾患・終末像

系以外の治療薬も必要となってきます．
☐おおざっぱに見て，発症から約15年程度で，比較的ADLが保たれていて身の回りのことはだいたい一人でできる人が約1/3，wearing-offやon-offなどの運動症状のためADLがきわめて不安定となりかなりの部分で介助を要するようになる人が約1/3，H-Y5度のほぼ寝たきり状態になる人が1/3程度いるという印象があります．

2　PD終末像の精神症状

☐経過とともに認知症を合併する例（PDD）も次第に増加するため，**発症後15年ほど経過すると7〜8割のPD患者に何らかの精神症状（幻覚妄想や認知症など）を認める**ようになるといわれています．
☐認知症のなかで最多のものであるアルツハイマー病（AD）では，病初期にもの忘れを自覚していることはありますが，その後症状が進行してくると自覚症状としてのもの忘れを訴えることはむしろなくなってきます．**ADでは『取り繕い』が特徴の一つとして見られるため，ある程度症状が進行していても，『調子はどうですか？』と外来で聞いてみると，『変わりはないですよ，困ったことはありません』と愛想良く答える人が非常に多い**のです．ところが，傍で認知症患者をずっと看てきた介護者にしてみれば，そもそも自宅と外来での様子が全然違って別人のようになっている，話の内容がかみ合わず意思疎通がうまくいかない，患者の行動が予測不能で困ってしまう，物盗られ妄想・被害妄想などで介護者に厳しい言動をしてしまう，などの症状で困ることが多いでしょう．
☐ADなどと同様にPDも神経変性疾患ではありますが，症状の進行とともに自覚症状の訴えがなくなってくるADとは異なり，認知症を合併するようになっても，**運動症状をはじめとする自覚症状の訴えは消えることはありません**．元々，PDでは不安が強い傾向があると他項で述べましたが，たとえ認知症が進行したとしても，この不安が消えることはないように感じますし，**むしろ時間経過とともに不安などを訴える人の割合は多くなってくるようにも思われます**．症状を見る限り大きな変化はないと医師側が

思っても，外来受診のたびに運動症状/非運動症状を問わず長々と訴える人が多いのもまた事実です．
☐ AD の末期状態では大脳萎縮が非常に著明となり，完全に寝たきりとなって嚥下も意思疎通も全く不能となってしまいますが，Lewy 小体病である DLB や PDD の場合は，**たとえ無動・寡動が強く寝たきり状態であっても，比較的意思疎通ができることも多い**ように思われます．『どうせ聞こえてないだろう』などと思っても，患者側にはちゃんと聞こえていますし，小声でわかりにくいことも多いのですが会話も十分可能なことが多いので，その点を意識して患者と接するよう心がけましょう．

3 どこまで治療を行うべきか？
～治療の中止・治療内容の変更～

☐ **患者が必要とする限り，治療（薬物，非薬物のいずれも）は基本的に継続すべき**と考えますが，そこに付随するさまざまな条件により，治療の中断や，治療内容の変更を考慮せざるをえない状況が起こりえます．
☐ 具体的に，進行期 PD ではどのような状況が該当するのか考えてみましたが，以下のような状況が挙げられるのではないでしょうか．いずれも高齢者全般においてしばしば問題となる状況です．

《治療内容の変更を考慮する必要のある場合》
①認知症（PDD）の悪化のため，内服アドヒアランスが低下してきた
②嚥下障害のため，内服が困難になってきた
③運動症状が進行し，内服治療などにもかかわらず寝たきり（H-Y 5 度）になった
④金銭的問題で，高価な薬剤の投与を続けられなくなった
⑤自宅での介護力の低下により，施設入所せざるをえなくなった

1 認知症（PDD）の悪化のため，内服アドヒアランスが低下してきた

☐ ①は自分自身で薬剤の管理ができなくなり，内服などについて介助を必要

とするような時期になれば，PDのコントロールも次第に不良となってしまいます．

2 嚥下障害のため，内服が困難になってきた
3 運動症状が進行し，内服治療などにもかかわらず寝たきり（H-Y 5度）になった

☐ 2 や 3 は，PD治療の限界ともいえる状況です．

☐ このような場合にどこまで治療を継続すべきか，倫理的な問題もあり golden standard といえるものはないと思います．一般的な問題として，寝たきり・全介助状態でさらに嚥下能力が低下してきたとき，一律に経鼻胃管や胃瘻作成を行うのか，という問題もあります．

☐ PDのコントロールを良くするための治療はすでに限界に達していますが，『効いてないだろうから』という理由で薬剤を大部分〜ほとんどすべて中止すると，それまで薬剤投与で何とか維持されていた機能，例えば**わずかながら残存していた嚥下機能がさらに悪化し，全く経口摂取が不能となることも起こりえます**．また，たとえ歩行ができない状況であったとしても，薬剤治療などにより筋固縮や無動がある程度改善していたとすると，**減量/中止により筋固縮・無動が悪化し，日常生活での介助がより困難**となってしまい着替えもままならない，あるいは**関節拘縮**に至ってしまう可能性も十分に考えられます．

4 金銭的問題で，高価な薬剤の投与を続けられなくなった

☐ 4 は**治療費の問題**です．特に非麦角系アゴニストやゾニサミド（トレリーフ®），イストラデフィリン（ノウリアスト®），アポカイン皮下注®などはレボドパ製剤と比較して非常に高価（5章「表1 抗パーキンソン剤の薬価」81頁参照）であり，特定疾患を申請していても，年金生活の患者などでは相当の負担となり，継続することが困難になることも十分考えられます．

☐ 医療費の負担が大きくて大変だと相談されたら，内服薬を整理して比較的安価なものを中心にするようにすることも検討しなければならないでしょう．

□ 6章でも解説したように，幻覚などの精神症状はレボドパ製剤以外の抗パ剤のほうが明らかに出現しやすいため，精神症状でコントロール困難となってきたときにはレボドパ製剤のみの処方として管理を続けるほうがよい場合もしばしばあります．

5 自宅での介護力の低下により，施設入所せざるをえなくなった

□ 5の**施設入所**では，介護スタッフの負担などのため頻回の薬剤投与では服薬介助ができなくなるという事態が起こりえます．あるいは，老人保健施設などの薬代が包括対象となっていると比較的高価な薬剤が投与できず，『必要最小限に減らして下さい』と言われることもしばしば見受けられます．

□ インスリン製剤のように，定期的に一定量を注射するものであれば施設入所でも継続することはまだ可能でしょうが，アポカイン皮下注®は突然のoff時にのみ使用するため，インスリン製剤のように時間になったら準備して注射をする，ということができません．施設側にしてみれば，担癌患者の麻薬と同じくらい手がかかるという印象があるのかもしれません．

□ これら施設入所と治療継続という問題はPDに限ったことではなく，**医療と介護の間で常に起こりうる葛藤**であるといえます．医療資源も無限ではなく，特に将来の日本においてはその有効活用について考えることが非常に重要になると思いますが，人としての死生観や医療倫理など，さまざまな問題が複雑に絡み合っており，正解は存在しないとしか言いようはないでしょう．

4 パーキンソン病の死因

□ 薬剤治療や手術療法，特殊治療としての遺伝子治療など，治療方法の進歩により，**PD患者はほぼ天寿を全うできるようになった**と考えられています．

□ PDの死因について過去の報告と比較したもの[1]がありますが，それに

よれば，PDの死因の主なものは，虚血性心疾患，脳血管障害，悪性腫瘍，肺炎，などが10～20%前後とされており，コントロールに比べて肺炎の頻度がやや高い傾向があると報告されています．

□症例数は少ないのですが，筆者がフォローしていたPD患者で，最近亡くなられた方々の死因としては虚血性心疾患，悪性新生物（膵癌2例），肺炎がありました．膵癌で亡くなられた1例をここで提示したいと思います．

《症例》体重減少が膵癌発見のきっかけとなったPD症例

X年（40歳）：下肢ツッパリ感で発症，某大学病院でPDの診断

X+20年：当院へ転医，wearing-offやジスキネジア（+）

X+22年：delayed-onや夜間のRLSが出現

症状はないがHbA1c（HGSP）の上昇を認めるようになる（1年前5.8→7.3），ベイスン®内服開始

X+23年：ジャヌビア®内服開始

このときの処方：

ECドパール®8T・コムタン®8T 8×

ニュープロパッチ®36mg 1×

トレリーフ®（25）1T・ノウリアスト®1T 1×

リボトリール®0.5mg 1×

ベイスン®（0.2）3T 3×食前

ジャヌビア®（25）1T 1×

X+24年1月：食後の嘔気，体重減少（1年で-10kg）のため当院消化器内科受診

腹部CTで進行性膵癌を指摘，ティーエスワン®内服開始

X+24年5月：低血糖発作のため入院→数日後に永眠

□発症が40歳と比較的若く，若年性PDの可能性も否定はできませんが，PDの家族歴はありません．発症後20年以上も経過しており，wearing-offやdelayed-on，ジスキネジアなどさまざまな運動系合併症も出現していましたが，認知症の合併はなくADLも比較的保たれておりH-Yは4度程度でした．年1回程度は一般血液生化学検査を行っており，X+21年ま

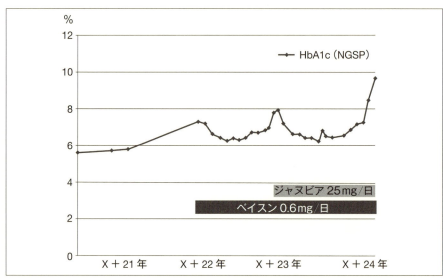

図1　症例のHbA1c（NGSP）の推移

ではHbA1cは全く正常でしたが，その後上昇を認めるようになり（**図1**）DMに対する内服治療も開始しましたが，亡くなる2～3カ月前からHbA1cの急激な上昇を認めました．

☐ 外来で定期的に診ていたことから，体重減少などにも筆者が気付くべきだったのですが，当院の他科医師に悪性腫瘍（膵癌）を発見され，これにより亡くなられるという結果になりました．ご承知のように膵癌の予後は悪性腫瘍のなかでもかなり不良ですが，定期外来受診の都度，体重や体調など，もう一言聞いておく余裕が普段からあればもう少し早めに発見できたのかも……とも悔やまれるところです．

☐ DMを新たに発症したり悪化してきた場合などは，膵癌のチェックのために腹部CTや採血などでの検査を行うことが膵癌ガイドラインでも推奨[2])されています．

☐ 若い医師であれば指導医から怒られてしまうような症例だと思いますが，自分の反省も込めて紹介させていただきました．

☐ **PD患者は平均寿命近くまで存命できるようになったため，悪性新生物が**

発生する可能性は他の高齢者と同様，年齢とともに増加すると考えなければなりません．PD 症状の診察のみでは，ついつい油断してしまいがちになりますが，DM などの生活習慣病以外にも，**年に一度程度の定期的な malignancy survey は忘れないようにする**必要があるでしょう．各臓器別に専門外来として診療を行っていると，どうしても患者の全身状態を把握することが疎かになってしまいがちですし，実際にそのようなスクリーニング検査を，多忙な外来の中で実施することが困難であることもまた事実です．

◻︎かかりつけ医の先生方にも普段から患者の健康管理などについてご留意いただき，患者が気軽に相談できる環境を作っていただけると専門医の立場としては非常にありがたいですし，良好な病診連携も保たれるのだろうと感じる次第です．

- PD にも生活習慣病は合併しうるため，さまざまな合併症を想定すべきである．
- PD への DM 合併は一般人口と同様に認めうるが，特に DLB 女性では DM を高率に合併する可能性がある．
- PD への悪性腫瘍合併は決してまれではなく，患者の高齢化とともに頻度は上昇することに留意すべきである．
- PD で体重減少を認めた場合や，新たな DM 発症を認めた場合には悪性腫瘍の可能性も考慮すべきである．
- PD が進行期になると，これまでの治療を見直して薬剤を整理したり，介護方法なども患者の状態に合わせて検討する必要がある．

■文　献
1) Susan Pennington, et al：The cause of death in idiopathic Parkinson's disease. Parkinsonism and Related Disorders 16：434-437, 2010
2) 日本膵臓学会膵癌診療ガイドライン改定委員会：科学的根拠に基づく膵癌診療ガイドライン 2013 年版．金原出版，2013（日本膵臓学会ホームページで公開）

附録
パーキンソン病と公的扶助

イントロダクション

パーキンソン病で利用できる公的扶助制度（難病医療費助成制度・介護保険制度・身体障害者福祉法）の3つについての解説を行いました．特に難病医療費助成制度については，申請書書類の見本と記載上の注意事項をまとめましたので，書類作成時のご参考になればと思います．

1 公的支援としての難病医療費助成制度

1 難病医療費助成制度とは？

- 以前は，法律に基づかない予算事業（特定疾患治療研究事業）として，どちらかというと研究目的のためにいわゆる難病疾患の登録事業が行われていました．しかしながら，平成26年5月に『難病の患者に対する医療等に関する法律』が施行され，『治療方法の確立等に資するため，難病患者データの収集を効率的に行い治療研究を推進することに加え，効果的な治療方法が確立されるまでの間，長期の療養による医療費の経済的な負担が大きい患者を支援する制度です』と，公的扶助として登録作業を行うことが明確に定義されました（厚生労働省ホームページより）．
- これにより，指定難病に係る医療を実施する医療機関は都道府県知事が指定し，都道府県知事が医療費助成の対象難病（指定難病）の患者に対して医療費を支給することとなっています．支給認定の申請に用いる臨床調査個人票は指定医が作成することとされていますが，この指定医の要件には，**①難病指定医**と，**②協力難病指定医**の2種類があります（**表1**）．

2 支給認定の申請のしかた

- 指定難病は第一次実施分110疾患と，第二次実施分196疾患の計306疾患から成り，それぞれがおおよそ人口の0.1％程度以下の患者数を呈する疾患とされています．
- パーキンソン病は，以前の特定疾患のときには進行性核上性麻痺（PSP）・大脳皮質基底核変性症（CBD）とともに『パーキンソン病関連疾患』とされていましたが，現在はそれぞれ独自の指定難病とされ，申請書類もそれぞれ別個のものとなりました．
- CBD・PSP新規申請時の診断書の内容はPDとほぼ同様ですが，modified Rankin Scaleと食事/栄養・呼吸の欄がPDとはやや異なります．多系統萎縮症（MSA）については，臨床的にはパーキンソニズムを主体としたMSA-Pと小脳症状を主体としたMSA-Cに大別されますが，指定難

表1 難病指定医の条件など

	要件	診断書作成	
		新規	更新
①難病指定医	診断または治療に5年以上従事 関係学会の専門医の資格を有する （平成29年3月末まで経過措置あり）	○	○
②協力難病指定医	診断または治療に5年以上従事 一定の研修（1～2時間）を終了	×	○

病では多系統萎縮症の1病名となっており，MSA-CとMSA-Pの区別はされていません．また，CBD・PSPと同様，modified Rankin Scaleと食事/栄養・呼吸を記載する欄があります．いずれの疾患も**申請時には診断根拠がよくわかるように症状をきちんと記載する**ことが特に重要です．

> ⚠注意　**Lewy小体型認知症（DLB）のみの病名では申請できない？**
>
> 『レビー小体病としては申請できないのか？』と疑問を持たれるかもしれませんが，DLBのみの病名では申請できないことにご留意下さい．これはDLBの疾患概念が比較的最近確立されたことのほかに，患者数がPDよりもかなり多い（認知症の10～20％前後：30万～60万人程度）と推定されるため，難病の要件をもとより満たさないからです（認知症のなかで，前頭側頭型認知症（FTLD）は『前頭側頭葉変性症』として306疾患に入っています）．DLBにPD症状を伴うときは，難病としてのPDの条件を満たしていれば申請することは可能です．

☐パーキンソン病は特定疾患の時代から，その認定基準として『**Hoehn-Yahr3度以上，生活機能障害度2度以上**』とされていました．PDは比較的患者数が多い（国内推計で10万人以上いると思われる）ということから認定条件の見直しも検討すべきかという話もあったようですが，さまざまな意見もあり元の認定基準のままで現在に至っております．

> **MEMO　生活機能障害度とは**
> 1度：日常生活，通院にほとんど介助を要しない
> 2度：日常生活，通院に部分的介助を要する
> 3度：日常生活に全面的介助を要し，独立では歩行起立不能

3 臨床調査個人票の記載のしかた（附録資料①，②を参照）

- 表1のように，かかりつけ医の先生方（神経内科専門医を除く）では，新規の難病申請の臨床調査個人票を作成することはできませんが，**協力難病指定医になっていれば，更新認定に必要な臨床調査個人票を作成することができる**ようになります．また，5年以上の指定難病の診断などへの従事経験があれば，専門医資格がなくても経過措置により難病指定医になることも可能です（平成29年3月末までに研修（1～2日）を受けることが条件です）．
- 指定医は，PD患者からの要請があれば，臨床調査個人票を作成する必要があります（**図1**）．
- 附録資料①，②として，PDの新規申請時および更新時の書類を掲載し，それぞれに書き方のポイントをつけておきましたので，記載時の参考にしていただければと思います．
- 新規申請時と更新時の書類を比較すると新規書類のほうがやや複雑ですが，**かかりつけ医が協力難病指定医の場合，新規申請時の書類のコピーを紹介元からいただいておき，更新時に症状の変化のある部分に注意して記載する**ことで対応は可能であろうと思います．電子カルテなどを使用している施設では，いったん入力しておけば，後で編集することで記載の手間はかなり省けるのではないでしょうか．
- 難病診療に係る費用に関して，世帯所得に応じて自己負担限度額が決められておりますが，生活保護の場合は自己負担が0割となっています．患者は申請手続きのために地域の保健所や市役所などへ行き，臨床調査個人票をもらい医療機関へ持参して難病指定医に記載を依頼します．臨床調査個

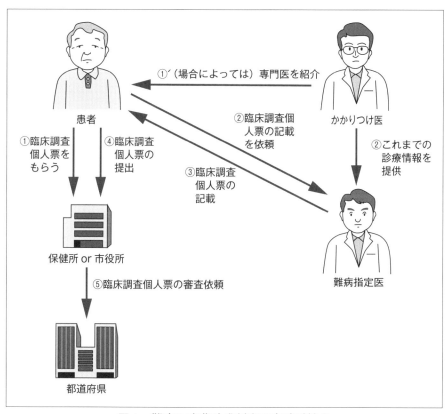

図1　難病医療費助成制度の申請手続き

人票を作成するために専門医に紹介することは全く問題ありませんが，それまでの経過や治療内容，場合によっては画像検査の結果などを記載する必要もあるため，それまでの診療情報を専門医へ提供するようにしましょう．その後申請窓口へ記載された臨床調査個人票を提出し，都道府県の審査を待つこととなります（**図1**）．

2 介護保険制度

□一般的に，介護保険制度の対象者となるのは，①65歳以上の患者（第1

号被保険者）ですが，② 40～65 歳未満で各医療保険に加入している PD 患者（第 2 号被保険者）も対象となります．この制度は基本的に 65 歳以上の高齢者が対象となるのですが，65 歳未満で特定の病気で介護が必要となったときにも受けることができます．

☐ H-Y 1～2 度と軽度の PD 患者の場合，難病にはまだ指定されませんので，必要に応じて介護保険などを利用してさまざまなサービスを受けられるようにすることも考慮することが患者にとってのメリットとなると思われます．

☐ サービスを受けようと考えている患者・家族には，地域包括支援センターなどに相談してみることをお勧めします．もちろん，難病指定を受けている方が介護保険によるデイサービスやリハビリを受けることも全く問題はありません．サービスにはさまざまな形態があり，場合によっては福祉用具の貸与や住宅改修費用の一部の支給を受けることも可能ですので，介護などで困っていることがあればケアマネージャに相談してみるようにしましょう．

☐ **主治医意見書**は，ケアマネージャなど医師以外の職種が主にかかわりますので，診断根拠などを詳しく記載するのではなく，原疾患（PD など）のために**この患者の日常生活がどのように障害されているか，どのようなリハビリや日常生活の介護などを必要としているのか，などをわかりやすい言葉で具体的に記載する**ようにしましょう．PDD になって認知症や幻覚妄想（医学専門用語は極力使わない）などを認めるときは，その旨を明確にしておくことが重要です．

❸ 身体障害者福祉法

☐ 身体障害の程度により，PD であっても身体障害者手帳を申請することが可能です．PD の場合には『肢体不自由』での申請が一般的ですが，嚥下障害の進行例や会話によるコミュニケーションが困難となった場合には『**音声機能，言語機能または咀嚼機能の障害**』での申請も可能です．ただし，

有する資格は医師によっても異なりますので，記載を依頼するときには医療機関側に予め確認したほうがよいでしょう．

□ 身体障害者手帳申請のための診断書は，身体障害者福祉法第15条により指定を受けた医師（**第15条指定医**：都道府県知事，政令市市長および中核市市長が指定する）のみが可能です．病院などで複数医師が勤務しているときには，**自身が指定医でなくても有資格医師との連名で診断書を提出することは可能**です．

□ H-Y5度のように寝たきりとなったPDでは身障者1級の申請も問題ないでしょうが，進行期PDでon-offやwearing-offなどがあり，比較的動けるときと動きが非常に悪いときがある場合は，どのように身障者の診断書を作成したらよいのか，これは専門医でも少し悩んでしまうところです．

□ 身障者の申請は，脳卒中のようにリハビリなどである程度の回復が見込まれる疾患では，症状が固定したと見なされてから一定期間経たないと基本的には申請できませんが，PDのような変性疾患では治癒することはないので，いつ申請しても良いように思われるかもしれません．

□ しかしながら，治癒することがなくても，薬剤（あるいは手術なども）などでの**治療で症状がコントロールできれば，コントロールされた後の症状を元としての申請**となります．症状によっては，申請する前にもう少し治療で症状改善の可能性がないかどうか，専門医の意見を聞いてみることも必要でしょう．

□ 診断書に症状を詳細に記載することは重要ですが，wearing-offやon-offなどがあるときは，onのときとoffのときのどちらが1日のうちで主なのか明確にし，**onでも常に機能障害を認めるために介助を要するのであれば，そのことがわかるように記載する**ことが重要です．

□ 等級は診断書に記載したままに決まるのではなく，あくまでも判定により決定されますので，詳細な病状記載が必須ですが，**決して専門用語である必要はなく，症状がわかりやすく記載されていればOK**だろうと考えます．障害が進行した場合には，等級見直しのための再申請も考慮する必要性があるでしょうが，その時期は患者によりまちまちですので一定していません．

4 書類作成の事務的な事項について

□筆者の病院では，身障者診断書のための身体計測はリハビリ科技士に依頼しています．一般的な書類は電子カルテ上の専用ソフトを利用し，ドクタークラークに指示をして下書きをしてもらい，必要事項を医師が修正・確認して作成していますが，身障者診断書についてはシステム上の制約により当院ではまだ手書きのままとなっています．

□どの医療機関についてもいえることでしょうが，これら医師が作成すべき診断書・書類の類は膨大な数に上っており，ドクタークラークの活用などで効率的に業務をこなすことが喫緊の課題であるともいえるでしょう．

□また，それぞれの疾患で利用できうるさまざまな援助・扶助制度などがあることを知らない患者・家族も多く，必要な医療介入を十分享受できていないことも少なからずあると思われます．自分の病気ではどのような公的扶助のシステムを利用することができるのか，そのための申請手続きなどはどのようにしたらよいのかなど，患者・家族が知りたい情報については，筆者の病院では患者支援センターが面談により具体的な説明を行っています．

□さまざまな支援制度などの利用について，多職種連携により患者がわかりやすく理解し利用できるようにすることが中核病院に課せられた役割であるともいえます．

まとめ

- 難病医療費助成制度では，H-Y 3 度以上かつ生活機能障害度 2 度以上の患者が対象である．
- 臨床調査個人票の記載ができる難病指定医には条件があり，新規と更新で異なる．
- 必要に応じて，介護保険や身体障害者の申請なども行うことを考慮する．
- 上記の申請書類作成には相当の時間と手間がかかるが，効率的な作成ができるよう院内の体制を整備すべきである．

附録資料① 「臨床調査個人票(新規)」の記載のしかた

厚生労働省ホームページよりダウンロードできる(http:www.mhlw.go.jp/stf/seisakunitsuite/bunya/0000062437.html)

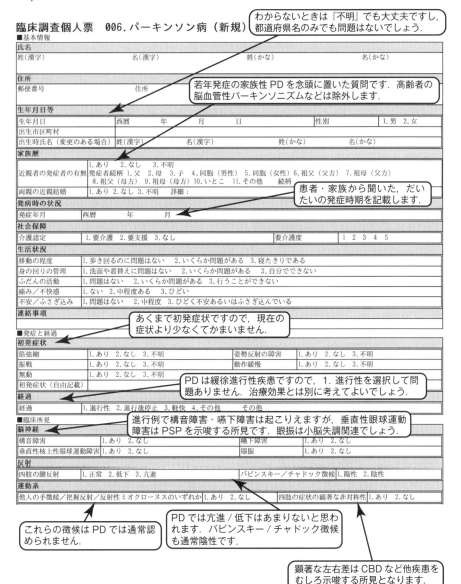

■歩行, 姿勢, 協調運動

パーキンソニズムの要素による歩行異常	1. パーキンソニズムの要素はなし 2. 歩行は緩慢。小刻みでひきずることもあり、しかし加速歩行や前方突進現象は認めない。3. 困難を伴うが、一人で歩ける。加速歩行、小刻み歩行、前方突進現象がみられることもある。4. 介助歩行 5. 歩行不可
前屈姿勢の有無	1. なし 2. 軽度の前屈姿勢（高齢者では正常としてもおかしくない程度の前屈）3. 中等度の前屈姿勢、一側にやや傾くこともある。4. 高度の前屈姿勢、脊椎後弯を伴う。一側へ中等度に傾くこともある。5. 高度の前屈、究極の異常前屈姿勢
姿勢の安定性（立ち直り反射障害と後方突進現象）	1. なし 2. 後方突進現象があるが、自分で立ち直れる 3. 後方突進現象があり、支えないと倒れる 4. きわめて不安定で、何もしなくても倒れそうになる 5. 介助なしには起立が困難
椅子からの立ち上がり	1. 正常 2. 可能だがおそい。一度でうまくいかないこともある。3. 肘掛けに腕をついて立ち上がる必要がある。4. 立ち上がろうとしても椅子に倒れ込むことがある。しかし最後には一人で立ち上がれる。5. 立ち上がるには、介助が必要。
小脳症状（体幹失調・四肢失調）の有無	1. あり 2. なし

> on のときはすべて自立になっても, wearing-off があるときなどは症状の悪いときを記載しておくのがよいでしょう（筆者は（off 時）と書き込んだりしています）。

> 『あり』だと, MSA-C などを疑う所見となります.

■錐体外路症候

安静時振戦 目立つほう	1. 右 2. 左 3. 両方
安静時振戦	1. なし 2. ごくわずかでたまに出現 3. 軽度の振幅の振戦で持続的に出現しているか中等度の振幅で間欠的に出現する 4. 中等度の振幅で大部分の時間出現している 5. 顕明な振幅の振戦で、大部分の時間出現している
指タップ（母指と示指をできるだけ大きな振幅でタッピング）	1. 正常 2. やや遅いか、振幅がやや小さい 3. 中等度の障害。明らかにまた早期に疲労を示す。動きが止まってしまうこともある。4. 高度の障害。運動開始時hesitationをしばしば起こすが、動きが止まることもある。5. ほとんどタッピングの動作にならない。
筋強剛	1. なし 2. 軽微な固縮。または他の部位の随意運動で誘発される固縮 3. 軽度〜中等度の固縮 4. 高度の固縮。しかし関節可動域は正常 5. 著明な固縮。正常可動域を動かすには困難を伴う
体幹部や頸部に強い筋強剛／頸部後屈	1. あり 2. なし

> 治療の結果, 軽度になったのは問題ありませんが, すべて『なし』は通常みられないでしょう.

■自律神経系

排尿困難	1. あり 2. なし	失禁	1. あり 2. なし
陰萎（男性のみ）	1. あり 2. なし	頑固な便秘	1. あり 2. なし
失神・眼前暗黒感	1. あり 2. なし		
発汗障害	1. あり 2. なし	起立性低血圧	1. あり 2. なし
Schellong試験（起立性低血圧）の実施	1. 実施 2. 未実施 仰臥位から立位　　　mmHg　　仰臥位から座位　　　mmHg		
その他			

> 未実施で特に問題ありません.

■認知機能・精神症状

抑うつ症状	1. あり 2. なし	幻覚（非薬剤性）	1. あり 2. なし
失語	1. あり 2. なし	失認	1. あり 2. なし
肢節運動失行	1. あり 2. なし	失行（肢節運動失行以外）	1. あり 2. なし
認知症・認知機能低下	1. あり 2. なし		

> 抑うつ症状, 認知症状, 幻覚は認めてもよいと思いますが, 失語・失行・失認・肢節運動失行はむしろ PD 以外の疾患を示唆するものです.

■検査所見

画像所見

CT/MRI検査の実施	1. 実施 2. 未実施　CT撮影日 西暦　　年　月　MRI撮影日 西暦　　年　月
顕著な大脳萎縮／白質病変	1. あり 2. なし　部位: 1. 前頭 2. 頭頂 3. 側頭 4. その他　高度な側 1. 右 2. 左
線条体萎縮または異常信号	1. あり 2. なし
第三脳室拡大	1. あり 2. なし
脳幹萎縮（中脳／橋）	1. あり 2. なし
小脳萎縮	1. あり 2. なし
その他の所見	
SPECT実施の有無	1. 実施 2. 未実施　SPECT実施の時期 西暦　　年　月
脳血流低下の有無	1. あり 2. なし　脳血流低下の部位 1. 前頭 2. 頭頂 3. 側頭 4. 後頭 5. 基底核 6. 小脳 7. 脳幹

> なくても臨床的に確実な PD であれば問題ないと思いますが、線条体の萎縮は異常信号・第三脳室拡大・脳幹萎縮・小脳萎縮は PD らしくない所見になります. CT は一度は確認（1年以内のもの）しておいたほうがよいでしょう. SPECT は未施行で問題ありません.

■鑑別診断

鑑別できるものにチェック	1. 脳血管性パーキンソニズム 2. 薬物性パーキンソニズム 3. 多系統萎縮症 4. その他
使用薬剤	フェノチアジン、ブチロフェノン系剤、非定型抗精神病薬 1. 使用中 2. 未使用 3. 過去に使用 ベンズアミド誘導体（チアプリド、スルピリド、クレボプリド、メトクロプラミド）1. 使用中 2. 未使用 3. 過去に使用 レセルピン 1. 使用中 2. 未使用 3. 過去に使用 その他

> 画像検査や臨床症状などで除外できれば, チェックを忘れないように. 使用薬剤にチェックが入っていると, 薬剤性パーキンソニズムが問題となってしまいます.

附録　パーキンソン病と公的扶助

■重症度

認定条件は H-Y3 度以上です．

病期	
Hoehn Yahr分類	1. 1度（一側性パーキンソニズム） 2. 2度（両側性パーキンソニズム。姿勢反射障害なし。） 3. 3度（軽〜中等度パーキンソニズム。姿勢反射障害あり。日常生活に介助不要。） 4. 4度（高度障害を示すが、歩行は介助なしにどうにか可能。） 5. 5度（介助なしにはベッド車椅子生活。）

認定条件は2度以上です．

日常生活機能障害度	
1. 1度（日常生活、通院にほとんど介助を要しない。）	
2. 2度（日常生活、通院に部分的介助を要する。）	
3. 3度（日常生活に全面的介助を要し独力では歩行起立不能。）	

■治療その他

治療がまったく行われていないと，認定されないことがありますので注意が必要です．

抗パーキンソン病薬の効果	
L-DOPA製剤使用の有無	1. 使用中　2. 未使用　3. 過去に使用　治療効果 1. 改善　2. 不変　3. 悪化　4. 不明
ドパミン受容体作動薬の使用の有無	1. 使用中　2. 未使用　3. 過去に使用　治療効果 1. 改善　2. 不変　3. 悪化　4. 不明
塩酸アマンタジン使用の有無	1. 使用中　2. 未使用　3. 過去に使用　治療効果 1. 改善　2. 不変　3. 悪化　4. 不明
抗コリン薬使用の有無	1. 使用中　2. 未使用　3. 過去に使用　治療効果 1. 改善　2. 不変　3. 悪化　4. 不明
塩酸セリギリン使用の有無	1. 使用中　2. 未使用　3. 過去に使用　治療効果 1. 改善　2. 不変　3. 悪化　4. 不明
ドロキシドパ使用の有無	1. 使用中　2. 未使用　3. 過去に使用　治療効果 1. 改善　2. 不変　3. 悪化　4. 不明
その他の治療薬の有無	1. あり　2. なし　薬剤名 治療効果　1. 改善　2. 不変　3. 悪化　4. 不明

参考	
症状の日内変動の有無	1. あり　2. なし　3. 不明
ジスキネジアの有無	1. あり　2. なし　3. 不明
精神症状の有無	1. あり　2. なし　3. 不明

定位脳手術，栄養と呼吸とも，該当項目があればわかる範囲内でチェックしてください．

定位脳手術	
定位脳手術の有無	1. あり　2. なし　3. 不明　実施年月　西暦　　年　　月 部位 1. 視床下核　2. 淡蒼球　3. 視床　　種類 1. 破壊術　2. 刺激術

栄養と呼吸	
気管切開	1. 実施　2. 未実施　導入日　西暦　　年　　月
鼻腔栄養	1. あり　2. なし　導入日　西暦　　年　　月
胃瘻	1. あり　2. なし　導入日　西暦　　年　　月
人工呼吸器	1. あり　2. なし　導入日　西暦　　年　　月　種 類 1. NPPV（非侵襲的人工呼吸器）　2. TPPV（気管切開による人工呼吸療法）

人工呼吸器（使用者のみ詳細記入）	
使用の有無	1. あり　2. なし
以下　有の場合　開始時期	西暦　　年　　月　　　　離脱の見込み　　1. あり　2. なし
種類	1. 気管切開口を介した人工呼吸器　2. 鼻マスク又は顔マスクを介した人工呼吸器
施行状況	1. 間欠的施行　2. 夜間に継続的に施行　3. 一日中施行　4. 現在は未施行
生活状況	食事 1. 自立　2. 部分介助　3. 全介助 椅子とベッド間の移動 1. 自立　2. 軽度の介助　3. 部分介助　4. 全介助 整容 1. 自立　2. 部分介助　3. 全介助 トイレ動作 1. 自立　2. 部分介助　3. 全介助 入浴 1. 自立　2. 部分介助　3. 全介助 移動 1. 自立　2. 軽度の介助　3. 部分介助　4. 全介助 階段昇降 1. 自立　2. 部分介助　3. 全介助 更衣 1. 自立　2. 部分介助　3. 全介助 排便コントロール 1. 自立　2. 部分介助　3. 全介助 排尿コントロール 1. 自立　2. 部分介助　3. 全介助

医療機関名				
			指定医番号	
医療機関所在地				
			電話番号　　（　　　）	
医師の氏名				
		印	記載年月日：平成　　年　　月　　日	

※自筆または押印のこと

- 診断書には過去6か月間で一番悪い状態の内容を記載してください。
  ただし、診断に関わる項目については、いつの時点のものでも構いません。
- 診断基準、重症度分類については、「難病に係る診断基準及び重症度分類等について」（平成26年11月12日健発1112第1号健康局長通知）を参照の上、ご記入ください。
- 審査のため、検査結果等について別途提出をお願いすることがあります。

Ver. 141107

附録資料② 「臨床調査個人票（更新）」の記載のしかた

厚生労働省ホームページよりダウンロードできる（http:www.mhlw.go.jp/stf/seisakunitsuite/bunya/0000079293.html）

臨床調査個人票 006．パーキンソン病（更新）　← 新規の書類と間違えないように注意しましょう．

■基本情報

氏名				
姓（漢字）	名（漢字）		姓（かな）	名（かな）

住所	
郵便番号	住所

← 新規のときと矛盾がないように注意しましょう．

生年月日等							
生年月日	西暦	年	月	日	性別	1．男	2．女

■発症と経過

発症時の状況	
発症年月	西暦

→ これはPD専用の申請書です．CBD・PSP・MSAは診断書が別ですので，『パーキンソン病』の更新のみに使用してください．

診断	
1．パーキンソン病　2．その他の指定難病（　　）	
診断医療機関名	

経過	
経過	1．進行性　2．進行後停止　3．軽快　4．その他（

→ 新規のときと同様に，1．進行性を選択して問題ありません．治療効果とは別に考えてよいでしょう．

特記事項	

← 新規申請が他の病院で行われていて，その後転院したときなど，記載しておきましょう．

■重症度

病期	
Hoehn　Yahr分類	1．1度（一側性パーキンソニズム） 2．2度（両側性パーキンソニズム．姿勢反射障害なし．） 3．3度（軽〜中等度パーキンソニズム．姿勢反射障害あり．日常生活に介助不要．） 4．4度（高度障害を示すが，歩行は介助なしにどうにか可能．） 5．5度（介助なしにはベッド車椅子生活．）

→ 新規と同様，H-Y3度以上が認定の対象となります

→ offがあるときは，症状が最も悪いときの状態を記載してよいでしょう．

日常生活機能障害度		
評価時のウェアリングオフ（該当する□にチェックを入れてください）	□ON時	□OFF時
1．1度（日常生活，通院にほとんど介助を要しない．）		
2．2度（日常生活，通院に部分的介助を要する．）		
3．3度（日常生活に全面的介助を要し独力では歩行起立不能．）		

■治療その他

→ 使用した薬剤すべてで治療効果が悪化すると，PDではないと判断されるかもしれません．自然経過による症状の進行と，薬剤の効果の有無は別に考えたほうがよいでしょう．アポカイン皮下注はドパミン受容体作動薬に分類されます．

抗パーキンソン病薬の効果							
L-DOPA製剤使用の有無	1．使用中	2．未使用	3．過去に使用	治療効果	1．改善	2．不変	3．悪化　4．不明
ドパミン受容体作動薬の使用の有無	1．使用中	2．未使用	3．過去に使用	治療効果	1．改善	2．不変	3．悪化　4．不明
塩酸アマンタジン使用の有無	1．使用中	2．未使用	3．過去に使用	治療効果	1．改善	2．不変	3．悪化　4．不明
抗コリン薬使用の有無	1．使用中	2．未使用	3．過去に使用	治療効果	1．改善	2．不変	3．悪化　4．不明
塩酸セリギリン使用の有無	1．使用中	2．未使用	3．過去に使用	治療効果	1．改善	2．不変	3．悪化　4．不明
ドロキシドパ使用の有無	1．使用中	2．未使用	3．過去に使用	治療効果	1．改善	2．不変	3．悪化　4．不明
その他の治療薬の有無	1．あり　2．なし　薬剤名 治療効果　1．改善　2．不変　3．悪化　4．不明						

→ わかる範囲でチェックしましょう．

参考		
症状の日内変動の有無	1．あり	2．なし　3．不明
ジスキネジアの有無	1．あり	2．なし　3．不明
精神症状の有無	1．あり	2．なし　3．不明

定位脳手術	
定位脳手術の有無	1．あり　2．なし　3．不明　　実施年月　西暦　年　月　部位1．視床下核　2．淡蒼球　3．視床 種類1．破壊術　2．刺激術

→ 定位脳手術，栄養と呼吸とも，該当項目があればわかる範囲内でチェックしてください．

栄養と呼吸					
気管切開	1．実施　2．未実施	導入日	西暦	年	月
鼻腔栄養	1．あり　2．なし	導入日	西暦	年	月
胃瘻	1．あり　2．なし	導入日	西暦	年	月
人工呼吸器	1．あり　2．なし 種類1．NPPV（非侵襲的人工呼吸器）　2．TPPV（気管切開による人工呼吸療法）				

附録　パーキンソン病と公的扶助

人工呼吸器（使用者のみ詳細記入）				
使用の有無	1. あり　2. なし			
＜以下有の場合＞開始時期	西暦　　　年　　　月		離脱の見込み	1. あり　2. なし
種類	1. 気管切開口を介した人工呼吸器　　2. 鼻マスク又は顔マスクを介した人工呼吸器			
施行状況	1. 間欠的施行　　2. 夜間に継続的に施行　　3. 一日中施行　　4. 現在は未施行			
生活状況	食事	1. 自立	2. 部分介助	3. 全介助
	椅子とベッド間の移動	1. 自立　　2. 軽度の介助	3. 部分介助	4. 全介助
	整容	1. 自立	2. 部分介助	3. 全介助
	トイレ動作	1. 自立	2. 部分介助	3. 全介助
	入浴	1. 自立	2. 部分介助	3. 全介助
	移動	1. 自立　　2. 軽度の介助	3. 部分介助	4. 全介助
	階段昇降	1. 自立	2. 部分介助	3. 全介助
	更衣	1. 自立	2. 部分介助	3. 全介助
	排便コントロール	1. 自立	2. 部分介助	3. 全介助
	排尿コントロール	1. 自立	2. 部分介助	3. 全介助
医療機関名　　指定医番号　　医療機関所在地　　　電話番号　　　　　　　　　（　　　　　）　　　　　　　　　　　　　　　　　　　　　　　　　　　　　　　　　　　　　　　医師の氏名				
			印　記載年月日：平成　　　年　　　月　　　日	

この部分は人工呼吸器の使用者のみが対象です．

診断書には過去6か月間で一番悪い状態の内容を記載してください．
ただし，診断に関わる項目については，いつの時点のものでも構いません．
※自筆または押印のこと
診断基準，重症度分類については，「難病に係る診断基準及び重症度分類等について」
（平成26年11月12日健発1112第1号健康局長通知）を参照の上，ご記入ください．
審査のため，検査結果等について別途提出をお願いすることがあります．

索引

和文

あ
アカシジア　141
悪性症候群　89
アポカイン®　86
アポモルフィン　86
アマンタジン　74
アムロジピン　142
アルキメデスの螺旋　5
安静時振戦　3

い
意識レベルの変動　117
異常な気配　118
イストラデフィリン　89
一酸化炭素中毒　145
遺伝子治療　169

う
埋め込み式電気刺激装置　99
運動系合併症　169
運動療法　105

え
N字型　39
鉛管様固縮　5
嚥下障害　170, 178, 189

お
オリーブ橋小脳萎縮症　150

か
折りたたみナイフ現象　6
快感消失　33
介護保険制度　203
買い物依存　126
下肢静止不能症候群　35
過食　126
加速度歩行　43, 176
寡動　7
過度の眠気　166
カプグラ症状　120
仮面様顔貌　41
カルシウム拮抗薬　143
感覚障害　162
眼球上転発作　146

き
奇異性歩行　44
記憶障害　114
逆N字型　39
強化現象　36
協調運動障害　48
興味・関心の喪失　33
協力難病指定医　200
起立性低血圧　181
筋固縮　5

く
首下がり　177

け

外科療法　99
血管性パーキンソニズム　138
腱反射亢進　154

こ

構音障害　47
高血圧　189
抗コリン剤　72
口唇ジスキネジア　141
巧緻運動障害　154
公的扶助　199
抗パーキンソン剤の薬価　81
抗パ剤の副作用　125
小刻み歩行　43
腰まがり　177

さ

錯視　118

し

支給認定　200
視床腹中間核破壊術　129
ジスキネジア　62
ジストニア　170, 174
姿勢異常　42, 170, 177
姿勢反射障害　8
視知覚機能障害　114
実体意識性　118
嫉妬妄想　120
しびれ感　162
主治医意見書　204
消化管機能異常　180
症候性パーキンソニズム　138

小字症　45
症状日誌　164
衝動制御障害　33, 126
小脳性運動失調　151
小脳性構音障害　48
食後性低血圧　182
初発症状　39
脂漏性顔貌　41
新奇探索傾向　33
神経変性疾患によるパーキンソニズム　149
進行性核上性麻痺　155
進行抑制効果　107
振戦型　59
身体障害者福祉法　204
身体疲労　168

す

錐体外路系疾患　3
錐体路障害　152
垂直性核上性眼球運動障害　156
睡眠剤使用の注意点　163
睡眠障害　163
睡眠発作　118
すくみ足　43, 175

せ

生活機能障害度　202
生活習慣病　186
静止不能　141
正常圧水頭症　146
精神疲労　168
性欲亢進　126
線条体黒質変性症　150

前頭葉・遂行機能障害　114

そ

ゾニサミド　88, 181

た

体重変化　188
大脳皮質基底核変性症　153
多系統萎縮症　149
ダットスキャン®　57
他人の手徴候　154

ち

中毒性パーキンソニズム　144
中途〜早朝覚醒　163
重複記憶錯誤　120
治療域　62

と

疼痛　162
糖尿病　186
特発性パーキンソニズム　138
突進現象　9
ドネペジルの副作用　124
ドパ脱炭酸酵素　76
ドパミンアゴニスト　79
ドパミン系とアセチルコリン系のバランス説　72
ドパミン調節異常症候群　128
取り繕い　191
トリプル A　33
トレリーフ®　88

な

斜め徴候　177
難病医療費助成制度　200, 203
難病指定医　200

に

日本脳炎後遺症　145
入眠障害　163
尿失禁　146
妊娠妄想　120
認知機能障害　114, 146
認知機能低下　118
認知症を伴うパーキンソン病　115

の

脳炎後パーキンソニズム　145
脳外科的疾患などによるパーキンソニズム　146
脳深部刺激療法　99, 130
ノウリアスト®　89

は

パーキンソニズムの定義　56
パーキンソン病の死因　194
パーキンソン病の診断基準　56
パーキンソン病複合体　26
排尿障害　179
迫害妄想　120
爆発的攻撃行動　127
歯車様固縮　5
麦角系アゴニスト　81
発汗異常　181
バルプロ酸　143
反復常同行動　128

ひ

非運動症状　125
ひきずり歩行　154
皮質性感覚障害　154
非定型抗精神薬　141
非ドパミン系薬剤　88
非麦角系アゴニスト　82
病診連携　65
病前性格　32
病的賭博　126
病的反射　154
疲労　168

ふ

不安　33
不随意運動　170, 173
不眠への対応　167
プラセボ効果　110

へ

便秘　38, 180

ほ

傍脊柱筋トレーニング　106
歩行障害　41, 146, 170, 175
本態性振戦　4
本態性パーキンソニズム　138

ま

幻の同居人　120
マンガン中毒　144

み

ミアンセリン　123

ミオクローヌス　5
蜜月期　62

む

むずむず脚症候群　35
無動　7
無動・固縮型　59

も

物盗られ妄想　120

や

薬剤性パーキンソニズム　139
薬剤に対する過敏性　123

よ

要素性の幻覚　119
喜びの喪失　33
4大徴候　3, 39

り

リハビリの適応　103
流涎　170, 178
臨床調査個人票　202

れ

レボドパ換算用量　95
レボドパ製剤　75
レム睡眠期行動異常　35

ろ

老人性振戦　4

欧文

A
AAA　33
AADC　76
AADC 欠損症　146
akinesia　7
alien hand syndrome　154
amnestic MCI　114
anhedonia　33
anxiety　33
apathy　33
augumentation　36, 37

B
binge eating　126
bradykinesia　7

C
camptocormia　177
CBD（corticobasal degeneration）　153
clasp knife phenomenon　6
cogwheel rigidity　5
COMT 阻害剤　85

D
DBS（deep brain stimulation）　99, 130
　──の構成　132
DDS（dopamine dysregulation syndrome）　128
delayed-on　172
DIP（drug-induced parkinsonism）　139
diphasic dyskinesia　174
DLB　25, 115
　──の精神症状　119
　──の臨床診断基準　116
DMT（disease-modifying therapy）　107
dropped head　177
drug holiday　25
dual hit theory　14
Duodopa®　87
dystonia　174

E
EDS（excessive daytime sleepiness）　166
essential tremor　4
excessive shopping　126

F
fatigue　168
festination　43, 176
FMT-PET　57
4-repeated tauopathy　156
freezing of gait　175
frozen gait　43

G
gait disturbance　175

H
Hoehn-Yahr 重症度　9, 60
honeymoon period　62
humming bird sign　157
hypersexuality　126
hypokinesia　7

I

ICD（impulse control disorder） 33, 126
iNPH（idiopathic normal pressure hydrocephalus） 146
intermittent explosive disorder 127
involuntary movement 173
IPG（implantable pulse generator） 99

K

kinésie paradoxale 44

L

lead pipe rigidity 5
LED（levodopa equivalent dose） 95
Lewy 小体型認知症 25, 115

M

malignant syndrome 89
MAO-B 阻害剤 83
marche à petits pas 43
masked face 41
MIBG 心筋シンチ検査 58
Mickey Mouse sign 157
micrographia 45
morning glory sign 157
MSA（multiple system atrophy） 149
　——の自律神経障害 151
　——のパーキンソニズム 150
MSA-C 150
MSA-P 150
muscle rigidity 5
Myerson 徴候 46

N

no-on 172

O

oculogyric crisis 146
1 year rule 117
on-off 171
OPCA（olibopontocerebellar atrophy） 150
oral dyskinesia 141

P

Parkinson's complex 26
pathological gambling 126
PDD（Parkinson's disease with dementia） 26, 115
peak-dose dyskinesia 173
penguin sign 157
Pisa 徴候 42, 177
postprandial hypotension 182
postural instability 8
PSP（progressive supranuclear palsy） 155
　——の歩行障害 155
punding 128

R

RBD 35
re-emergent tremor 39
REM sleep behavioral disorder 35
resting tremor 3
RLS（restless legs syndrome） 35

S

SDS(Shy-Drager syndrome) 150
seborrheic facies 41
senile tremor 4
SND(striatonigral degeneration) 150
Syndrome Malin 89

T

therapeutic window 62
Tourette 症候群 146

two motor act 48

V

VaP(vascular parkinsonism) 138
visual cue 44, 175
von Economo 脳炎後遺症 145

W

wearing-off 62, 170
Westphal 徴候 47

川上 忠孝（かわかみ・ただたか）

● 著者略歴

　1960年，島根県大田市に生まれる．地元小・中・高校を経て，1979年に自治医科大学医学部へ入学．1985年3月，自治医科大学を卒業後，島根県立中央病院で初期研修後，内科医として県内の病院・診療所へ派遣．島後町村組合立隠岐病院（現 隠岐広域連合立隠岐病院），島前町村組合立島前診療所（現 隠岐広域連合立隠岐島前病院）・知夫村診療所（兼任），石見町立邑南病院（現 公立邑智病院），羽須美村国保阿須那診療所（現 邑南町国保阿須那診療所）を歴任後，1994年4月，島根県職を辞し自治医科大学神経内科シニアレジデント．国立療養所足利病院（現 あしかがの森足利病院）・上都賀総合病院への派遣，病棟医長・外来医長を経験後，2004年に神経内科助手，2007年に神経内科講師．2012年7月に小山市民病院（現 新小山市民病院）に副院長・神経内科部長として就職し，2014年からは自治医科大学新おやま市民病院地域医療教育センター長も兼任．医学博士，日本神経学会専門医・指導医，日本内科学会総合内科専門医・指導医，専門領域はパーキンソン病および関連疾患，認知症，経頭蓋的磁気刺激検査など．

検印省略

ゼロから始めるパーキンソン病診療

定価（本体 3,800円＋税）

2016年10月3日　第1版　第1刷発行

著　者　川上 忠孝（かわかみ ただたか）
発行者　浅井 麻紀
発行所　株式会社 文光堂
　　　　〒113-0033　東京都文京区本郷7-2-7
　　　　TEL（03）3813-5478（営業）
　　　　　（03）3813-5411（編集）

© 川上忠孝, 2016　　　　　　　　　　印刷・製本：広研印刷

乱丁, 落丁の際はお取り替えいたします.

ISBN978-4-8306-1545-0　　　　　　　　Printed in Japan

・本書の複製権，翻訳権・翻案権，上映権，譲渡権，公衆送信権（送信可能化権を含む），二次的著作物の利用に関する原著作者の権利は，株式会社文光堂が保有します.
・本書を無断で複製する行為（コピー，スキャン，デジタルデータ化など）は，私的使用のための複製など著作権法上の限られた例外を除き禁じられています. 大学, 病院, 企業などにおいて, 業務上使用する目的で上記の行為を行うことは, 使用範囲が内部に限られるものであっても私的使用には該当せず, 違法です. また私的使用に該当する場合であっても, 代行業者等の第三者に依頼して上記の行為を行うことは違法となります.
・JCOPY〈出版者著作権管理機構　委託出版物〉
本書を複製される場合は，そのつど事前に出版者著作権管理機構（電話 03-3513-6969, FAX 03-3513-6979, e-mail：info@jcopy.or.jp）の許諾を得てください.